AF476331

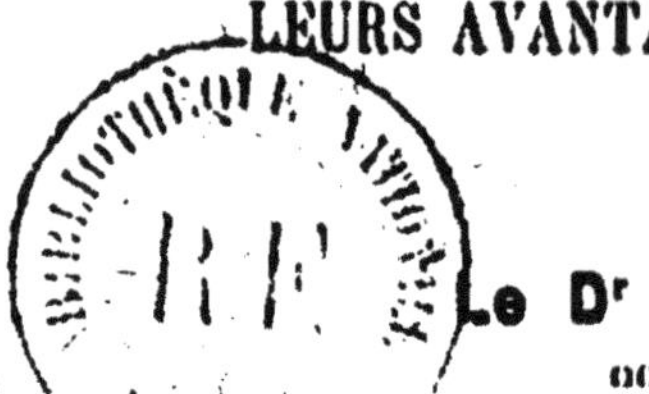

DES

VERRES PÉRISCOPIQUES

ET DE

LEURS AVANTAGES POUR LES MYOPES

PAR

Le Dr F. OSTWALT
OCULISTE A PARIS

AVEC UNE PRÉFACE

PAR

C. M. GARIEL
MEMBRE DE L'ACADÉMIE DE MÉDECINE
PROFESSEUR A LA FACULTÉ DE MÉDECINE
ET A L'ÉCOLE DES PONTS ET CHAUSSÉES

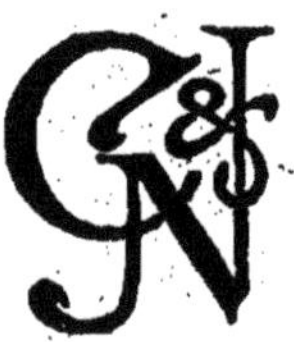

PARIS
GEORGES CARRÉ ET C. NAUD, ÉDITEURS
3, RUE RACINE, 3

1899

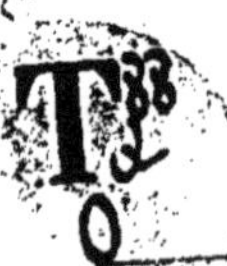

DES

VERRES PÉRISCOPIQUES

ET DE

LEURS AVANTAGES POUR LES MYOPES

CHARTRES. — IMPRIMERIE DURAND, RUE FULBERT.

DES
VERRES PÉRISCOPIQUES
ET DE
LEURS AVANTAGES POUR LES MYOPES

PAR
Le Dr F. OSTWALT
OCULISTE A PARIS

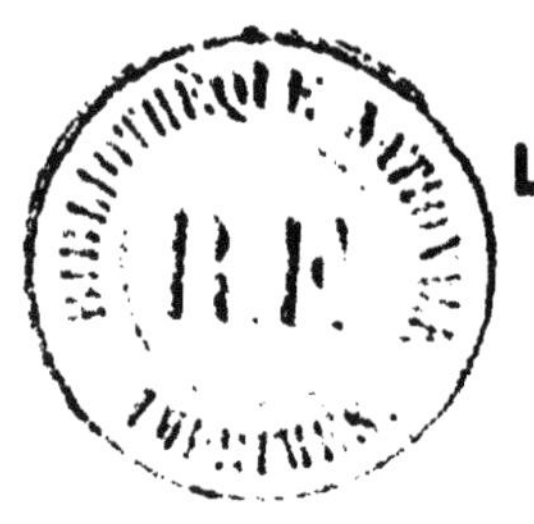

AVEC UNE PRÉFACE
PAR

C. M. GARIEL
MEMBRE DE L'ACADÉMIE DE MÉDECINE
PROFESSEUR A LA FACULTÉ DE MÉDECINE
ET A L'ÉCOLE DES PONTS ET CHAUSSÉES

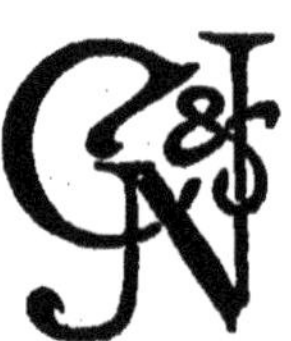

PARIS
GEORGES CARRÉ ET C. NAUD, ÉDITEURS
3, RUE RACINE, 3

1899

PRÉFACE

Parmi les progrès que la médecine aura faits dans la seconde moitié du XIXe siècle, il en est un, d'ordre tout à fait général, dont l'importance capitale ne saurait être niée : c'est la substitution, dans un certain nombre de cas, à une appréciation quelque peu vague des phénomènes observés chez l'homme, dont on se contentait autrefois, d'indications numériques rendues possibles par l'emploi d'appareils et de procédés empruntés aux sciences exactes, c'est le remplacement d'une appréciation purement qualitative par une évaluation quantitative. Les exemples que l'on pourrait citer sont déjà assez nombreux, il ne nous paraît pas douteux qu'ils le deviendront plus encore par la suite.

A employer les méthodes scientifiques, à utiliser les résultats précis qu'elles fournissent, l'esprit acquiert plus de netteté, il arrive à ne plus accepter, en général, les notions vagues et confuses, il gagne en rectitude, et il ne paraît pas possible que les qualités ainsi acquises ne soient pas profitables dans l'exercice de la médecine.

Nous ne prétendons pas que l'emploi des méthodes

exactes suffise pour faire un bon médecin, mais nous pensons qu'elles fournissent au clinicien des bases sur lesquelles il peut, par exemple, asseoir un diagnostic plus facilement qu'il ne le ferait en utilisant les indications mal définies qu'il pourrait recueillir sans leur emploi.

S'il est un exemple frappant des progrès que l'emploi de la physique, pour ne parler que de cette science, peut faire faire dans les sciences médicales, c'est certainement celui de l'ophtalmologie.

Que savait-on, il y a quarante ans, sur les divers états de l'œil au point de vue de la vision nette ? les notions étaient confuses sur tous les points. Aussi la correction des amétropies se faisait quelque peu au hasard et le médecin ne s'en occupait pas : c'était le marchand de lunettes qui, tant bien que mal, choisissait les verres correcteurs.

Les conditions ont bien changé : l'introduction des mathématiques dans l'étude de la marche des rayons dans l'œil, l'emploi des appareils de mesure de grande précision ont permis de se rendre compte nettement de la presque totalité des phénomènes qui se produisent dans l'œil jusqu'au moment où intervient l'activité propre de la rétine. Et comme conséquence, les verres correcteurs peuvent être déterminés avec certitude : les résultats sont, par suite, bien supérieurs au point de vue de l'amélioration de la vision.

Il est cependant un point encore sur lequel on n'était pas suffisamment renseigné, parce qu'il n'avait pas été étudié complètement : c'est celui de la forme à donner aux verres correcteurs.

La connaissance de la mesure exacte d'une amétropie permet de savoir quelle est la *puissance* du verre qu'il faut employer pour la corriger. Mais cette donnée est incomplète, car il y a une infinité de formes de lentilles qui correspondent à une puissance donnée : toutes ces formes peuvent être satisfaisantes pour la vision des objets situés sur l'axe de ces lentilles ou dans le voisinage, mais il n'en est pas de même pour la vision des objets placés excentriquement. WOLLASTON avait signalé l'emploi des verres périscopiques pour obvier à cet inconvénient, sans que la preuve eût été faite qu'il en est bien ainsi et sans que rien fût connu sur la disposition que doit présenter un verre périscopique dans un cas donné.

C'est cette étude que vient de faire M. OSTWALT qui a rendu ainsi un véritable service en traitant la question d'une manière complète. Sans entrer dans le détail, nous dirons seulement qu'il a montré que les inconvénients observés dans le cas de la vision excentrique ne sont pas dus à l'aberration, mais proviennent de ce que les images fournies dans ces conditions sont astigmates. Il a cherché, d'autre part, à déterminer, comme conséquence des formules qu'il a obtenues, quelle forme il convenait de prendre dans un cas donné pour rendre ce défaut le plus faible possible, et il est arrivé à des conclusions pratiques qui sont d'autant plus intéressantes qu'elles ne sont pas toutes d'accord avec les idées qui avaient cours généralement, sans reposer d'ailleurs sur aucune base.

Il est intéressant de voir que l'expérience a justifié les indications de la théorie, ainsi qu'il résulte des observations rapportées par l'auteur.

Nous croyons devoir signaler, à un autre point de vue, l'ingéniosité dont a fait preuve M. OSTWALT dans la discussion des formules, assez compliquées, auxquelles il est arrivé : il a utilisé des courbes représentatives pour dégager de ces formules les conséquences qu'on en peut déduire, mais que le calcul aurait difficilement permis d'atteindre, si même on avait pu y arriver. C'est une nouvelle preuve de la fécondité de cette méthode qui, sous des formes diverses et dans des circonstances très variées, tend à se généraliser de plus en plus.

C. M. GARIEL
Membre de l'Académie de médecine
Professeur à la Faculté de Médecine
et à l'École des Ponts et Chaussées

INTRODUCTION

Les verres dits « périscopiques », appelés ainsi par Wollaston (1) qui les a préconisés le premier en 1803, sont, dans le courant de ce siècle, entrés de plus en plus en vogue, tant chez l'oculiste que dans le public. Il arrive fréquemment que l'opticien persuade au client auquel nous avons prescrit des verres sphériques convexes ou concaves simples, de se faire faire, à leur place, des verres périscopiques de la même force réfringente. En ce faisant, le marchand de lunettes est sans doute généralement guidé, avant tout, par son intérêt personnel, puisqu'il a l'avantage de pouvoir exiger un prix incomparablement plus élevé pour des verres pourvus d'un si beau nom scientifique. Le client, de son côté, est d'autant plus enclin à céder à cette suggestion, que ces verres périscopiques présentent, en dehors de la particularité de moins déformer les images dans le regard latéral, encore un certain nombre d'autres qualités. Leur forme est plus gracieuse, des cils même très longs viennent bien moins facilement en contact avec les verres de lunettes, etc., etc.

Une fois que le client s'est habitué à ce genre de

verres, il les préfère absolument aux verres ordinaires, et vient-il ensuite à consulter l'oculiste pour se faire changer le numéro de ses lunettes, il lui demande parfois expressément la prescription de verres périscopiques. Cela m'est arrivé, entre autres, surtout de la part de peintres qui sont particulièrement bien placés pour apprécier les avantages des verres périscopiques. Car forcés, comme ils le sont dans l'exercice de leur art, de comparer sans cesse les détails de leur tableau et de la nature, tout en tenant la tête aussi immobile que possible, ils sont gênés plus que tous autres par la déformation que les lunettes ordinaires impriment aux images rétiniennes dans ces conditions-là.

Or, jusqu'à présent, nous ne pouvions, pour accéder au désir exprimé par nos malades, faire autrement que d'ajouter sur l'ordonnance simplement le mot « périscopique » au numéro des verres prescrits. Nous ne nous cachions point que l'ordonnance ainsi libellée était incomplète et que, pour son exécution, nous nous mettions complètement entre les mains de l'opticien, puisque le même numéro de lunettes est représenté par un nombre infini de ménisques concavo-convexes, selon qu'on les fait « bomber » plus ou moins, tout en conservant constante la différence de courbure entre la surface convexe et la surface concave du verre.

La forme du ménisque est cependant loin d'être indifférente au point de vue de l'effet optique désiré, et je ne crois pas me tromper en affirmant que le sentiment de l'ignorance absolue où l'on se trouvait jusqu'ici quant au choix du ménisque le plus avantageux, a sûrement retenu beaucoup d'oculistes de prescrire les verres périscopiques autant qu'ils le mériteraient.

C'est cette lacune que j'ai cherché à combler dans la mesure de mes faibles moyens.

Je tâcherai, dans les pages qui suivront, d'exposer aussi brièvement que possible les résultats de mes recherches concernant cette question.

Auparavant, je crois cependant utile de donner ici un résumé historique rapide de tout ce que nous savons au sujet de l'application pratique des verres méniscoïdes en oculistique.

On verra par là combien j'étais en droit de prétendre que, jusqu'ici, nous manquions de toute base scientifique pour nous guider dans le choix du ménisque approprié à chaque cas particulier.

I. — RÉSUMÉ HISTORIQUE SUCCINCT.

Ainsi que je le disais déjà, ce fut Wollaston *(loc. cit.)*, qui, le premier, recommanda l'usage des ménisques comme verres de lunettes et qui leur donna le nom de « verres périscopiques ».

Je me permets de citer ici textuellement les principaux passages du mémoire de l'auteur anglais, paru en 1803. Il y dit :

« Supposing an eye to be placed in the centre of any « hollow globe of glass, it is plain that objects would then « be seen perpendicularly through its surface in every « direction. Consequently the more nearly any spectacle « glass can be made to surround the eye, in the manner « of a globular surface, the more nearly will every part « of it be at right angles to the line of sight, the more « uniform will be the power of its different parts and the « the more completely will the indistinctness of lateral « objects be avoided.

« According to this principle all spectacle glasses « should be convex on their exterior surface and concave « within. The section of those for long-sighted persons

« will assume the form of a meniscus or crescent and « those adapted for short sight will have their principal « curvature on the concave side.....

« The most advantageous proportions of curvature « for obtaining the different focal lengths, now generally « distinguished by certain numbers, have also been « duly considered and the manufacture of spectacles « has been undertaken by Messrs. P. and J. Dollond « who etc., etc. »

On voit, d'après ce que Wollaston dit, que son opticien fut guidé par certaines considérations d'ordre optique, quant à la forme exacte à donner à chaque verre périscopique. Mais l'auteur ne se prononce point sur la nature même de ces considérations et je n'ai pu trouver nulle part des indications plus précises concernant cette question délicate.

Très peu de temps après, c'est-à-dire dans le tome suivant du Philosophical Magazine, les verres proposés par Wollaston ont été critiqués d'une façon très sévère par W. Jones (2). Le principal reproche qu'il leur fit a trait à l'aberration de sphéricité fortement augmentée. Selon Jones, ces verres seraient encore inutilisables en pratique, à cause de leur épaisseur et de leurs poids.

Le fait que les lunettes recommandées par Wollaston ont trouvé un nombre d'amateurs de plus en plus considérable, prouve à lui seul que les objections faites par Jones contre leur introduction dans l'oculistique n'étaient pas méritées. Ici, comme en toutes circonstances, c'est la pratique qui sert de pierre de touche pour juger de la valeur d'une innovation et pour se rendre compte si les avantages que son auteur lui attribue existent réellement. Si donc les verres en question, loin de tomber dans l'oubli, ont vu leur vogue grandir depuis bientôt un siècle, on peut en conclure immédiatement, à leur raison d'être et à l'existence d'au moins une partie des qualités qu'ils devaient posséder d'après leur promoteur.

Cela étant, il est surprenant au plus haut degré que, pendant ce long laps de temps, les verres périscopiques n'aient jamais formé le sujet d'une étude plus approfondie de la part des oculistes.

C'est à peine si l'on leur consacre quelques lignes dans les grands traités d'Ophtalmologie. La plupart des auteurs, ainsi par exemple Nagel (3) et Landolt (4), se bornent à déduire les points cardinaux des ménisques ou, ce qui revient au même, à exposer les lois, déjà si magistralement mises en lumière par Gavarret (5), concernant la réfraction axile de ces lentilles.

Chez Donders (6) nous ne trouvons qu'un court passage touchant les verres périscopiques. Il y explique pourquoi ces verres, malgré leurs avantages au point de vue de la vision excentrique, « n'ont pas complètement remplacé les verres biconvexes et biconcaves ».

Autant que je le sache, aucun auteur n'a seulement effleuré la question la plus importante pour l'application clinique des verres « périscopiques », je veux dire la question de savoir *comment les ménisques de forme différente se comportent vis-à-vis de faisceaux lumineux obliques qui les traversent excentriquement*.

Il n'y a que M. G. J. Bull (7) qui, en traitant des verres périscopiques, fait une légère allusion à cette question et qui arrive à la conclusion qu'« il serait intéressant de formuler de nouvelles règles pour la construction des verres périscopiques ». M. Bull a, du reste, mesuré un grand nombre de verres périscopiques. Il a pu constater ainsi que la surface la moins courbée a généralement un rayon de courbure de 25 à 50 centimètres. La force réfringente de la moitié correspondante du verre périscopique serait donc de $(n-1) \times 1/0{,}50$ resp. $1/0{,}25 = 1$ à 2 dioptries, en admettant que cette moitié de la lentille soit limitée de l'autre côté par une surface plane.

Bull en conclut que les verres vendus comme périscopiques diffèrent beaucoup de la forme proposée par Wollaston. Cette conclusion n'est pas justifiée : car, ainsi que je l'ai déjà fait remarquer, le savant anglais n'a point précisé la courbure à donner aux différents ménisques. C'était, à ce qu'il paraît, le secret de fabrication de son opticien Dollond, et les verres fabriqués par celui-ci ont, à juger d'après le mémoire précité de W. Jones, possédé une forme similaire à celle des ménisques que les fabricants de verres de lunettes exécutent de nos jours.

Il ressort nettement de ce court résumé historique qu'il est grand temps de rechercher enfin d'une façon rigoureuse si les verres périscopiques offrent en général une utilité pratique et, dans ce cas, quelle forme il convient de donner à chaque ménisque en particulier. Nous manquons encore de toute base scientifique pour cela. Les fabricants de verres de lunettes ne se font pas guider non plus par aucune considération d'ordre optique, ainsi que cela m'a été confirmé par le chef d'une des plus grandes maisons françaises. Les ménisques fortement bombés ne sauraient être faits en verre ordinaire qui, en raison de l'épaisseur indispensable du bloc qu'il faut pour eux, ne serait point assez homogène et exempt de défauts. On est donc forcé de les fabriquer en crown ou autre verre optique d'un prix bien plus élevé. En outre, leur fabrication, à cause même des fortes courbures, demande incomparablement plus de temps. Leur prix de revient est donc de beaucoup plus considérable. Aussi les opticiens donnent-ils, en général, comme verres périscopiques, des lentilles très peu bombées et qui ne diffèrent que très peu de verres plan-sphériques, à moins que l'oculiste n'en prescrive expressément une autre forme. C'est ce qui n'arrive, pour ainsi dire, jamais, le médecin n'ayant eu, jusqu'à présent, aucune raison scientifique pour accorder la préférence à telle forme plutôt qu'à telle autre.

Parmi tous les auteurs que je connais, il n'y a que M. Hirschberg (8) qui se prononce sur le rapport des courbures qu'il convient de donner aux ménisques. Cet auteur établit comme règle (voir *loc. cit.*, page 243) que, dans le cas où le verre périscopique de + 3 pouces est prescrit, on donne à la surface convexe antérieure un rayon de courbure de 1″1/4 = 33^{mm},75 et à la surface concave postérieure un rayon de courbure de 7″1/2 = 202^{mm},5.

Il est vrai que M. Hirschberg n'affirme pas expressément qu'il considère cette forme comme la meilleure; mais cela semble ressortir de la note qui accompagne le passage en question. Cette note dit textuellement ceci : « On entend, dans les traités anglais, par « crossed lens » une lentille pour laquelle on a : $r_2 = 6r_1$: elle présente le minimum d'aberration pour un faisceau lumineux parallèle ».

Il n'y a donc pas de doute que, de l'avis de M. Hirschberg, cette forme ne mérite d'être préférée à toutes les autres combinaisons, à cause de sa plus faible aberration de sphéricité.

Avant d'aborder l'objet principal de mon travail, je me crois donc obligé de traiter ici brièvement de l'aberration de sphéricité des verres périscopiques.

II. — DE L'ABERRATION DE SPHÉRICITÉ DES VERRES PÉRISCOPIQUES.

Je prendrai pour base de mes déductions la formule établie par S. Czapski dans le grand traité de physique de Winkelmann (9) (page 108). Cette formule nous permet de calculer directement l'aberration de sphéricité pour n'importe quelle lentille d'une épaisseur négligeable, entourée des deux côtés du même milieu réfringent, en admettant que l'objet lumineux se trouve à l'infini, c'est-à-dire que le faisceau incident soit parallèle.

Cette formule, la voici :

$$\zeta = h^3 \cdot \left[\frac{n+2}{n} \cdot \Phi \cdot \rho^2 - \frac{2n+1}{n-1} \cdot \Phi^2 \cdot \rho + \left(\frac{n}{n-1} \right)^2 \cdot \Phi^3 \right] . (1)$$

où ζ signifie le diamètre du cercle de diffusion dû à l'aberration de sphéricité, h la distance verticale de l'axe optique au point le plus périphérique de la surface antérieure de la lentille, encore utilisé dans la production de l'image, n l'indice de réfraction de la lentille calculé par rapport au milieu environnant, Φ sa force réfringente, enfin ρ la courbure, c'est-à-dire la valeur réciproque du rayon de courbure de la surface antérieure de la lentille.

On sait que, pour une lentille infiniment mince, il vient :

$$\Phi = (n-1) \cdot \left(\frac{1}{r} - \frac{1}{r'}\right) = (n-1) \cdot (\rho - \rho') \qquad (2)$$

où ρ et ρ' sont, comme c'est l'usage, de signe positif, lorsque la surface réfringente en question est convexe du côté de l'objet.

Donc la forme de la lentille est complètement déterminée dès qu'on connaît Φ et r, respectivement ρ.

En divisant la formule (1), membre par membre, par $h^3\Phi^3$, elle peut s'écrire :

$$\frac{\zeta}{(h \cdot \Phi)^3} = \frac{n+2}{n} \cdot \frac{\rho^2}{\Phi^2} - \frac{2n+1}{n-1} \cdot \frac{\rho}{\Phi} + \left(\frac{n}{n-1}\right)^2 \cdot \qquad (1a)$$

L'expression $\frac{\zeta}{(h\Phi)^3}$ peut servir très avantageusement de mesure relative de l'aberration de sphéricité d'une lentille dont la puissance réfringente est supposée rester invariablement la même, tandis qu'on fait varier la courbure de ses surfaces.

C'est à l'aide de cette formule (1a) que Czapski (*loc. cit.*) a établi le tableau suivant (voir tableau I).

TABLEAU I

	$n = 1,5$		
FORME DE LA LENTILLE	$\frac{\rho}{\Phi}$	$\frac{\rho'}{\Phi}$	$\frac{\zeta}{(h\Phi)^3}$
Surface antérieure plane.	± 0	-2	$+9$
Bisphérique symétrique.	$+1$	-1	$+10/3$
Surface postérieure plane.	$+2$	± 0	$+7/3$
Forme la plus avantageuse. . . . (Aberration = Minimum)	$+12/7$	$-2/7$	$+15/7$

La dernière rangée horizontale de ce tableau contient les valeurs de ρ et ζ trouvées par le calcul des minimums. On voit par là que l'aberration de sphéricité atteint en effet sa valeur minimum, lorsque ρ est à ρ' ou, ce qui revient au même, r' à r, comme 6 à 1, à la condition, cependant, que leurs signes soient contraires.

Pour présenter le minimum d'aberration sphérique, la lentille devra donc être soit biconvexe, soit biconcave, avec une courbure antérieure six fois plus forte que la postérieure. Je dis : « soit biconvexe, soit biconcave », parce que la formule (1a) s'applique immédiatement aussi aux lentilles concaves. Pour celles-ci Φ, mais en même temps ρ deviennent négatifs et on obtient ainsi pour $\zeta/_{-}(h.\Phi)^3$ absolument la même expression que dans le cas des lentilles convexes pour $\zeta/_{+}(h.\Phi)^3$.

Il est donc évident que les soi-disant « crossed lenses » des Anglais sont forcément des lentilles biconvexes ou biconcaves asymétriques. Pour les lentilles périscopiques, ledit rapport entre les longueurs des rayons de courbure des deux surfaces est loin de jouer le même rôle et ne peut décider de la forme la plus avantageuse au point de vue pratique qu'il convient de leur donner [1]. Cela résultera à l'évidence d'une réflexion très simple.

Lorsqu'il s'agit d'appliquer aux verres périscopiques les formules de l'aberration sphérique (1) resp. (1a), on n'a à leur faire subir aucune modification pour le cas des verres

---

[1] Quant aux verres périscopiques divergents, il ne peut même pas en être question, attendu que, pour eux, r' ne pourrait jamais être 6 fois plus grand que r, mais qu'il devrait toujours être plus petit que celui-ci.

périscopiques convergents, pour lesquels Φ et ρ restent positifs tous les deux. Nous voyons dans un cas donné où Φ et ρ nous sont connus, nous voyons, dis-je, que nous avons affaire à un ménisque convergent, lorsque ρ/Φ est >2 ; car nous avons d'après (2) :

$$\frac{\rho}{\Phi}-\frac{\rho'}{\Phi}=2$$

Il s'ensuit que :

$$\frac{\rho}{\Phi}-2=\frac{\rho'}{\Phi} \qquad (2a)$$

Donc aussi longtemps que ρ/Φ reste plus petit que 2, ρ'/Φ, c'est-à-dire ρ' reste négatif; on a donc affaire à une lentille biconvexe.

Pour $\rho/\Phi=2$, il s'agit d'une lentille convexo-plane [1] et pour $\rho/\Phi>2$, d'un ménisque convergent.

Or, comme la formule (1a) s'applique sans modification aucune au ménisque convergent, et comme le calcul démontre qu'il n'y a qu'un seul minimum, à savoir celui indiqué dans la dernière rangée du tableau I, il s'ensuit directement que l'aberration de sphéricité doit subir un accroissement continuel au fur et à mesure que la surface antérieure convexe du ménisque positif augmente de courbure.

Un coup d'œil jeté sur le tableau I nous fait voir que l'aberration minimum, soit 15/7, correspond à une lentille biconvexe asymétrique qui occupe une place inter-

---

(1) Si je dis : « convexo-plane » et non pas « plan-convexe », c'est pour bien faire ressortir que c'est la surface *convexe* qui est tournée du côté de l'objet lumineux.

médiaire entre la lentille biconvexe symétrique dont l'aberration est égale à 10/3, et la lentille convexo-plane dont elle est égale à 7/3. Cette dernière lentille possède donc encore une aberration moindre que la lentille biconvexe symétrique.

Il en est, du reste, encore de même pour les ménisques convergents faiblement bombés. Eux aussi sont encore entachés d'une aberration de sphéricité moins forte que les lentilles biconvexes correspondantes de notre boîte optique.

Veut-on connaître la forme du ménisque convergent dont l'aberration de sphéricité est égale à celle d'une lentille biconvexe symétrique de la même puissance, on n'a qu'à introduire dans la formule (1a) à la place de $\zeta/(h.\Phi)^2$ la valeur de l'aberration relative de cette dernière lentille, soit 10/3, et à désigner par x le quotient ρ/Φ. On se trouve ainsi en face d'une simple équation du second degré, dont la solution nous mène à :

$$=x\frac{12 \pm 5}{7}.$$

L'une de ces valeurs, à savoir $\frac{12-5}{7}=1$, se rapporte à la lentille biconvexe symétrique, tandis que l'autre, savoir $17/7 = 2\,3/7$, est la valeur recherchée de la surface antérieure du ménisque qui remplit les conditions en question.

D'après la formule (2a) il vient alors pour ce ménisque :

$$\frac{\rho'}{\Phi}=2\,3/7-2=3/7.$$

Les deux surfaces sont donc l'une à l'autre comme 17 est à 3, donc, à peu de chose près, comme 6 à 1.

Donc, s'il s'agissait de donner à un ménisque *convergent* une courbure telle que son aberration de sphéricité équivaudrait à celle du verre biconvexe symétrique correspondant de notre boîte optique, il faudrait en effet choisir le rapport des deux rayons de courbure indiqué par HIRSCHBERG ; mais ce rapport n'a absolument rien à faire avec la question de l'aberration minimum des ménisques.

Pour ce qui est, du reste, des ménisques divergents, la formule (1a) ne saurait leur être appliquée immédiatement. Il est vrai que ρ reste positif aussi pour ces ménisques, mais Φ devient négatif. Donc la formule en question devra, dans ce cas spécial, s'exprimer ainsi :

$$\frac{\ddot{\varsigma}}{-(h \cdot \Phi)^2} = \frac{n+2}{n} \cdot \frac{\rho^2}{\Phi^2} + \frac{2n+1}{n-1} \cdot \frac{\rho}{\Phi} + \left(\frac{n}{n-1}\right)^2 \cdot \quad (1b)$$

Étant donné que, dans ce cas, le deuxième membre du côté droit est positif, au lieu d'être négatif, comme dans (1a), il s'ensuit directement et sans autre calcul que, pour les ménisques divergents, l'aberration de sphéricité augmente progressivement au fur et à mesure qu'on les fait bomber davantage et qu'elle doit déjà être sensiblement plus forte pour le ménisque le moins bombé que pour le verre biconcave symétrique d'égale longueur focale. C'est ce qui ressort aussi nettement du tableau de CZAPSKI (voir tableau I). Nous y voyons que déjà pour le verre qui forme la limite entre les verres biconcaves et les ménisques divergents, c'est-à-dire pour le verre plan-concave, l'aberration relative est égale à 9 et, par conséquent, de beaucoup supérieure à celle de la lentille biconcave symétrique qui ne monte qu'à 10/3.

Il est donc certain que l'aberration de sphéricité saurait encore moins servir de base lorsqu'il s'agit de déterminer la forme la plus avantageuse des verres périscopiques divergents, que lorsqu'il est question des ménisques convergents. Car les ménisques concaves, même les moins bombés, le cèdent de beaucoup, à ce point de vue, à nos verres biconcaves symétriques ordinaires.

Si vraiment l'aberration de sphéricité jouait, au point de vue pratique, un rôle si important, on en serait réduit à *rejeter tout bonnement tous les ménisques divergents, ainsi que tous les ménisques convergents tant soit peu bombés*.

Mais, en réalité, l'aberration de sphéricité doit avoir atteint un degré très élevé — sans doute à cause de l'étroitesse de notre pupille — pour porter préjudice à l'acuité visuelle dans une mesure cliniquement appréciable. C'est ce qui sera prouvé, d'une façon irréfutable, par nos recherches expérimentales que nous relaterons à la fin de ce travail.

C'est tout au plus si l'aberration de sphéricité peut servir de critérium négatif lorsqu'on a à se prononcer sur la forme à donner aux verres périscopiques. Elle ne devrait entrer en ligne de compte que d'une façon indirecte, en ce sens que, une fois une certaine limite dépassée, elle influencerait défavorablement la vision *dans le regard en face* et rendrait, par là, pratiquement inutilisables des ménisques qui auraient peut-être une très bonne action périscopique, c'est-à-dire qui déformeraient relativement peu les images des objets vus obliquement à travers leur périphérie, dans le regard latéral par exemple.

On n'a que faire de l'aberration de sphéricité lors de la discussion de la question de savoir si un ménisque de telle forme ou de telle autre donne de meilleures images *pour le regard décentré*[1].

Il nous faudra donc procéder de la façon suivante :

Nous aurons d'abord à élucider, si possible, quelle est la forme la plus avantageuse des différents ménisques au point de vue de la « périscopie », c'est-à-dire pour le regard décentré, promené à travers l'espace.

Ce n'est qu'en second lieu qu'il s'agirait alors d'envisager si l'aberration de sphéricité ne s'oppose pas à l'emploi, en clinique, de ces ménisques-là.

C'est là la seule façon d'aborder le problème qui nous occupe. Nous n'en voyons point d'autre.

III. — DE LA MEILLEURE FORME PÉRISCOPIQUE DES MÉNISQUES.

Il est évident que, pour être une lentille périscopique *par excellence*, un verre correcteur devrait avoir des surfaces concentriques, et que le centre de courbure, commun à ses deux surfaces, devrait coïncider avec le centre de rotation de l'œil.

Arrêtons-nous un instant à l'étude de lentilles de ce genre. Il suffit, pour cela, d'avoir recours à la formule bien connue qui permet de calculer la distance focale (F) d'une lentille asymétrique quelconque à épaisseur (d) variable, entourée des deux côtés du même milieu réfringent (dans notre cas, de l'air).

Cette formule, la voici :

$$F = \frac{n \cdot r \cdot r'}{(n-1) \cdot [n \cdot (r' - r) + (n-1) \cdot d]} \qquad (3)$$

où r signifie le rayon de courbure de la surface antérieure, r' celui de la surface postérieure et n l'indice de réfraction de la lentille par rapport au milieu environnant, c'est-à-dire, dans notre cas, par rapport à l'air.

Pour une lentille concentrique on a : $r = r' + d$, donc $r' - r = - d$, donc la formule (3) prend pour elle la forme suivante :

$$F = - \frac{n \cdot (d + r') \cdot r'}{(n-1) \cdot d} = - \frac{n}{n-1} \cdot r' \cdot \left(1 + \frac{r'}{d}\right). \quad (3a)$$

Il s'ensuit qu'un verre concentrique a toujours une action divergente [1] et que, au fur et à mesure que son épaisseur augmente, sa distance focale diminue, sa force réfringente s'accroît, puisque d ne se trouve que dans le dénominateur.

Lorsqu'on donne à r' une longueur de 30 millimètres, en raison de ce que les lunettes se portent, en général, à une distance de 27 à 30 millimètres en avant du centre de rotation situé, lui, à 14 millimètres en moyenne derrière le sommet de la cornée, on trouve par le calcul qu'avec une épaisseur de 3 millimètres notre verre concentrique possède une puissance de $- 1^{D}6$; pour $d = 6$ millimètres, il vient $1/F = - 1^{D}85$; pour $d = 30$, on a $1/F = - 5^{D}5$ et pour $d = 60$, $1/F$ monte à $- 7^{D}4$.

---

(1) C'est aussi pour cette raison que la plupart des conserves-coquilles ont une action divergente faible. Nul doute qu'on n'ait, à ce sujet, commis l'erreur de croire que, de même que les verres plan-parallèles, les verres sphériques parallèles, c'est-à-dire les verres concentriques, sont sans action optique, pour le regard droit du moins.

Or, étant donné que les verres concentriques sont toujours des verres plus ou moins divergents, la propriété d'être optiquement neutres, c'est-à-dire ni convergents ni divergents, revient forcément à des ménisques dont l'épaisseur décroît vers le bord.

Il est facile de se rendre compte des conditions spéciales que ces ménisques doivent remplir quant à r, r' et d. Voir pour plus de détails Gavarret, *loc. cit.*, et Hirschberg, *loc. cit.*

On voit que ces verres concentriques devraient être d'une épaisseur démesurée pour exercer une action divergente encore relativement faible. Abstraction faite des autres inconvénients, leur poids s'oppose déjà à leur application pratique.

Quant aux lentilles périscopiques convergentes, il n'y avait, du reste, même pas à penser aux verres concentriques, ainsi que cela résulte de nos déductions.

Il ne reste donc plus qu'à recourir à des lentilles qui occupent une place intermédiaire entre les verres concentriques et les verres biconvexes ou biconcaves ordinaires, c'est-à-dire aux ménisques proposés par WOLLASTON.

Il s'agit, dès lors, de savoir quelle est, pour chaque numéro de verre, la forme de ménisque la plus avantageuse au point de vue de la « périscopie »?

Pour résoudre cette question, je ne vois pas d'autre moyen que *d'étudier la marche des rayons d'un faisceau lumineux, arrivant obliquement sur des points périphériques* (1) *des différents ménisques.*

C'est à cette étude que je me suis livré. Je vais maintenant tâcher de rendre compte de mes recherches théoriques qui m'ont amené à des résultats d'un intérêt pratique indéniable.

Rapportons-nous pour cela à la figure 1.

---

(1) Quant à la réfraction d'un faisceau lumineux dirigé obliquement *vers le centre* de la lentille, les ménisques de n'importe quelle forme se comportent absolument comme les verres biconvexes ou biconcaves d'égale force réfringente, à la condition que l'épaisseur de tous ces verres soit négligeable. Mais ce cas, qui, du reste, présente bien moins de difficultés à l'étude physique, ne nous intéresse pas en ce moment, puisqu'il s'agit *de la vision dans le regard décentré.*

Soit D l'endroit du centre de rotation de l'œil, devant lequel il se trouve une lentille immobile AB de l'épaisseur AB = d. La distance (AD) de son sommet au centre de rotation soit = δ. Le centre de la surface antérieure EA de cette lentille se trouve en C ; AC = r est donc son

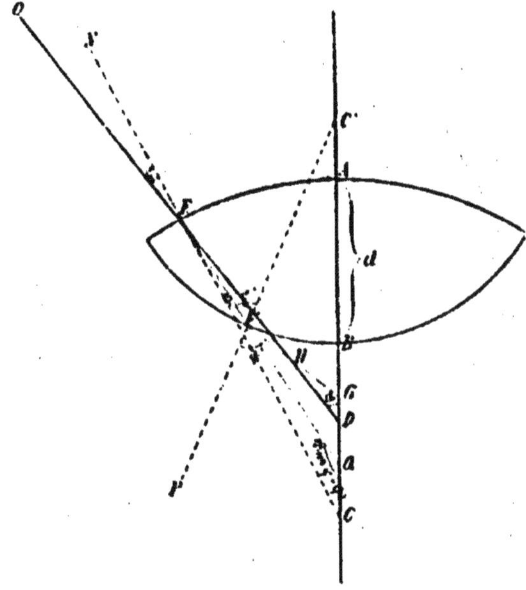

FIG. 1.

rayon de courbure. Soit encore C′ le centre de courbure de la surface postérieure FB. Le rayon de courbure de celle-ci, c'est-à-dire C′B, soit κ'.

Il s'agit maintenant de fixer, à travers cette lentille immobile, un objet O, situé latéralement à une distance infinie [1], en dirigeant l'œil vers cet objet.

---

[1] En assignant à l'objet une autre distance que l'infini on arriverait, à l'aide d'un calcul analogue, à des résultats qui différeraient forcément quelque peu de ceux obtenus par nous pour le cas, seul envisagé ici, c'est-à-dire pour le cas de beaucoup le plus important au point de vue pratique.

Soit, en outre, $< ODC'$ $(= \alpha)$ l'angle que la ligne visuelle a à décrire pour se diriger de la position primaire vers O.

La ligne de direction reliant O avec D arrive sur la surface antérieure de notre lentille en E. Elle forme avec CE, rayon de courbure de cette surface, l'angle $OEN = \varphi$.

A la suite de la réfraction à la surface antérieure de la lentille, la ligne de direction OE est déviée vers la normale. C'est vers Q que se rend l'axe du faisceau lumineux après cette première réfraction, en formant avec la normale, c'est-à-dire le rayon de courbure EC, l'angle $QEC = \psi$.

Nous aurons alors :

$$\frac{\sin \varphi}{\sin \psi} = n. \qquad (4)$$

EF serait donc le chemin parcouru dans la lentille par la ligne de direction réfractée une première fois. L'angle que EF décrit avec C'F, le rayon de courbure de la surface postérieure de la lentille, est donc $< EFC'$ $(= \varphi')$.

Grâce à la seconde réfraction la ligne de direction est déviée vers G. $< PFG$ $(= \psi')$ est donc son dernier angle de réfraction, pour lequel il y a le rapport suivant :

$$\frac{\sin \psi'}{\sin \varphi'} = n. \qquad (5)$$

Or r, r', d, δ et α étant connus, un calcul trigonométrique élémentaire démontre que :

$$\sin \varphi = \frac{(r - \delta) \cdot \sin \alpha}{r}; \qquad (6)$$

puis que :

$$\sin \varphi' = \frac{(r + r' - d) \cdot \sin(\alpha - \varphi + \psi) - r \cdot \sin \psi}{r'}; \qquad (7)$$

enfin que :

$$\mathrm{EF} = \frac{r \cdot \sin(\alpha - \varphi)}{\sin(\alpha - \varphi + \psi)} - \frac{r' \cdot \sin(\varphi' - \alpha + \varphi - \psi)}{\sin(\alpha - \varphi + \psi)} \qquad (8)$$

En même temps que φ et φ' on connaît, d'après (4) et (5), ψ et ψ'.

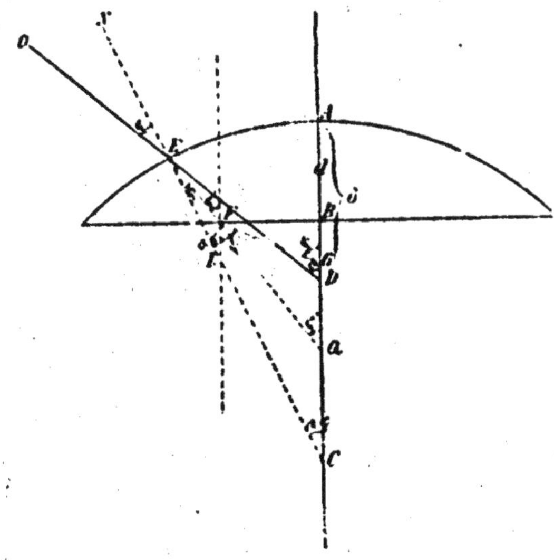

Fig. 2.

Pour ce qui est enfin de l'angle de déviation totale GHD que le rayon réfracté deux fois FG forme avec le rayon lumineux non encore réfracté OD, il vient :

$$< \mathrm{GHD} = (\psi + \psi) - (\varphi' + \varphi') \qquad (9)$$

Toutes les expressions que j'ai calculées ici pour une

lentille biconvexe s'appliquent immédiatement aussi aux lentilles biconcaves ainsi qu'aux ménisques convergents et divergents, à la condition, toutefois, qu'on change les signes de r et r' pour les lentilles biconcaves, celui de r' seulement pour les ménisques.

Quant aux lentilles convexo-planes et plan-convexes, les formules qui les concernent ne peuvent être développées qu'en ayant recours à des figures spéciales.

En se rapportant à la figure 2 (voir page 32), on voit aisément que, pour les lentilles convexo-planes, la formule (6) reste la même que tout à l'heure, mais qu'il vient :

$$\varphi' = \alpha + \psi - \varphi \qquad (7a)$$

et :

$$EF = \frac{r \cdot \sin(\alpha - \varphi)}{\sin \varphi'} - \frac{(r - d) \cdot \sin \varphi' - r \cdot \sin \psi}{\sin \varphi' \cdot \cos \psi'} \qquad (8a)$$

et enfin :

$$\angle GHD = \psi' - \alpha. \qquad (9a)$$

Rien qu'en y changeant les signes, on peut appliquer immédiatement les formules (7a) et (9a) aux lentilles concavo-planes.

En ce qui concerne enfin les lentilles plan-convexes (voir figure 3), on a pour elles :

$$\varphi = \alpha ; \qquad (6b)$$

$$\sin \varphi' = \frac{(r' - d + \delta) \cdot \sin \alpha \cdot \cos \alpha + \delta \cdot n \cdot \sin(\alpha - \psi)}{n \cdot r' \cdot \cos \alpha} \qquad (7b)$$

$$EF = \frac{\delta \cdot n}{\cos \alpha} - \frac{r' \cdot \sin(\varphi' - \psi)}{\sin \psi} \qquad (8b)$$

(9b) reste le même que (9).

Après changement du signe de r' les formules (6 b) — (8 b) s'appliquent directement aux lentilles plan-concaves.

Il suffit, dès lors, de connaître φ et φ', ainsi que ψ et ψ', pour pouvoir calculer, pour une lentille donnée, l'image de O, à la condition, toutefois, que le faisceau lumineux émanant de O soit supposé être infiniment mince.

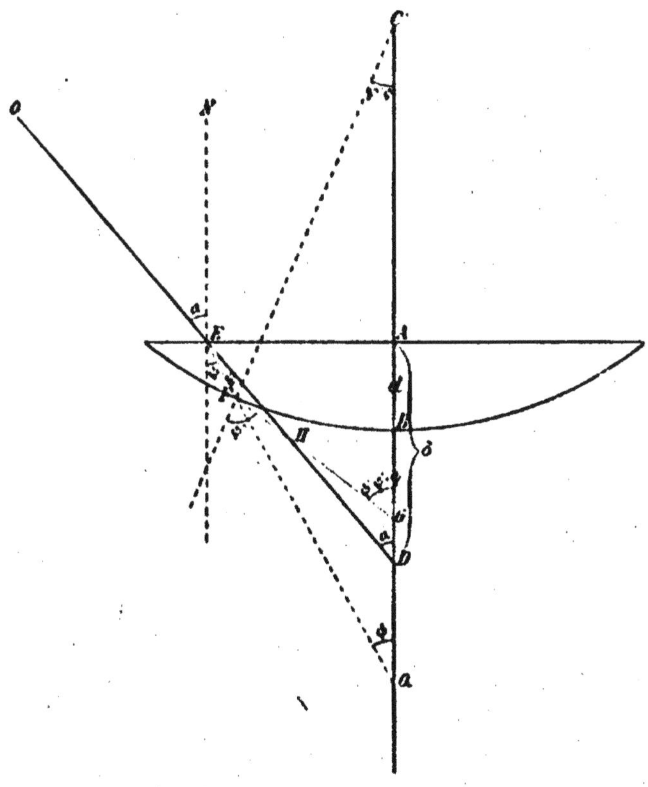

FIG. 3.

Nous savons déjà, depuis THOMAS YOUNG (10), que l'image d'un point dont les rayons arrivent *obliquement* au sommet d'une surface réfringente sphérique, cesse d'être ponctiforme et devient astigmatique, lors même qu'on suppose le faisceau incident être infiniment mince. Les rayons situés dans le plan de la déviation de l'objet sont plus fortement réfractés, se réunissent plus près de la surface réfringente que les rayons situés dans le plan perpendiculaire à ce plan de déviation. Mais même ces derniers rayons sont encore plus fortement réfractés que les rayons émanant d'un point lumineux *situé sur l'axe optique* de la surface sphérique.

Donc, par exemple, dans le cas où O se trouve à une distance infinie d'une surface sphérique convexe, mais non pas droit devant elle, non pas dans l'axe optique, mais bien latéralement, mettons à gauche dans le plan horizontal (1), dans ce cas-là les rayons horizontaux seront, après la réfraction, plus convergents que les rayons verticaux. Mais ceux-ci seront encore plus convergents que si O se trouvait sur l'axe optique.

Il se formera donc, à l'endroit de l'entrecroisement des rayons horizontaux, une ligne focale verticale et, à celui des rayons verticaux, une ligne focale horizontale. Celle-ci sera plus éloignée de la surface réfringente que celle-là, mais elle en sera encore plus rapprochée que le foyer principal simple dans le cas de l'*incidence normale* d'un faisceau parallèle.

Tout se passe donc, dans le cas de l'incidence oblique

---

(1) Nous supposerons, dans ce qui suivra, que l'objet occupe toujours cette même position. Nos calculs et démonstrations se rapporteront à cette position de l'objet. Il va de soi que, *mutatis mutandis*, tout ce qui sera démontré pour cette position, sera juste aussi pour toutes les autres positions obliques de l'objet.

de notre faisceau parallèle, comme si la surface réfringente, en réalité oblique et décentrée par rapport à ce faisceau, lui était normale, mais qu'un verre sphéro-cylindrique convexe fût superposé à ladite surface sphérique. Les deux composantes de ce verre sphéro-cylindrique devraient alors augmenter de force réfringente, à mesure que l'incidence oblique du faisceau parallèle accroîtrait.

Je renvoie à l'excellente monographie de M. Ludimar Hermann (11) quant à la déduction des formules à l'aide desquelles nous pouvons calculer, pour n'importe quelle position de O, la distance F_1 de la première ligne focale, c'est-à-dire, dans notre cas, de la ligne focale verticale, à la surface réfringente, ainsi que la distance correspondante F_2 de la seconde ligne focale, c'est-à-dire de la ligne focale horizontale, dans notre cas. (F_1 serait donc, pour chaque position oblique donnée de O, la première longueur focale principale postérieure correspondante de la première surface réfringente, tandis que F_2 représenterait la seconde longueur focale principale postérieure de cette même surface réfringente pour ledit faisceau homocentrique à incidence oblique).

J'ai donné aux formules développées par le savant suisse et consignées par lui aux pages 9/10 de son mémoire, une expression plus commode pour le calcul logarithmique.

Les formules ainsi transformées, les voici :

$$F_1 = \frac{n \cdot r \cdot \cos^2 \psi \cdot \sin \psi}{\sin(\varphi - \psi)} \qquad (10)$$

et

$$F_2 = \frac{n \cdot r \cdot \sin \psi}{\sin(\varphi - \psi)} = \frac{F_1}{\cos^2 \psi} \tag{11}$$

où toutes les lettres ont la même signification que ci-dessus dans les formules (6) et (9).

Dans le cas où la surface réfringente est concave, au lieu d'être convexe, r devient simplement négatif et les expressions de F_1 et F_2 le deviennent également.

C'est donc à une distance de F_1, respectivement F_2 de la surface antérieure de la lentille que les lignes focales de l'image astigmatique de O (voir fig. 1) produites par la réfraction à cette première surface coupent la ligne EFQ, c'est-à-dire la ligne de direction, une première fois déviée par réfraction.

Quant à la réfraction ayant lieu à la surface postérieure de la lentille, on peut considérer comme objets lumineux les deux lignes focales formées par la réfraction du faisceau homocentrique à la surface antérieure de la lentille. C'est ce qui a déjà été fait et justifié par M. Hermann (*loc. cit.*, page 12).

Pour les rayons *situés dans le plan horizontal*, c'est la ligne focale verticale qui sert d'objet à la deuxième réfraction.

Cet objet se trouve, pour la lentille biconvexe de la figure 1 et *eo ipso* aussi pour tous les ménisques « périscopiques », à la distance *positive* F_1 derrière la première surface, donc à la distance *négative* e_1 en avant de la seconde surface de la lentille.

Exprimé en valeur absolue, nous aurons :

$$e_1 = F_1 - EF. \tag{12}$$

Pour des lentilles à surface antérieure concave, F_1 devient négatif; on aura alors, en valeur absolue :

$$e_1 = F_1 + EF. \qquad (12\ a)$$

Pour les rayons *situés dans le plan vertical* c'est la ligne focale horizontale qui représente l'objet lumineux à la deuxième réfraction.

La distance e_2 de cet objet à la surface postérieure de la lentille a la valeur absolue suivante, savoir, lorsque la surface antérieure de cette lentille est convexe :

$$e_2 = F_2 - EF. \qquad (12\ b)$$

et, lorsque la surface antérieure est concave :

$$e_2 = F_2 + EF. \qquad (12\ c)$$

C'est encore une ligne focale verticale qui se forme, par suite de la seconde réfraction, comme image de la ligne focale verticale due à la réfraction par la surface antérieure de la lentille.

Cette ligne focale verticale est *la ligne focale verticale définitive* de la lentille entière. Elle se trouve à la distance f_1 de sa surface postérieure.

C'est d'une façon analogue que la ligne focale horizontale qui, par suite de la réfraction à la surface postérieure de la lentille, forme l'image de la ligne focale horizontale produite par la réfraction à la surface antérieure, est à considérer comme *la ligne focale horizontale définitive* de la lentille tout entière.

Elle se trouve à la distance f_2 derrière la surface postérieure de la lentille.

Le foyer principal postérieur de la lentille tout entière se trouve donc, pour les rayons horizontaux, au point d'intersection de la ligne focale verticale définitive, et, pour les rayons verticaux, au point d'intersection de la ligne focale horizontale avec FG, c'est-à-dire avec la ligne de direction deux fois réfractée.

Pour calculer f_1 et f_2, on peut se servir des formules (3) et (5) de M. HERMANN (voir *loc. cit.*, pages 9 et 10), en y substituant à n sa valeur réciproque $1/n$, étant donné qu'il s'agit du passage des rayons du verre, milieu plus réfringent, dans l'air, milieu moins réfringent.

J'ai donné aux formules ainsi déduites une expression plus appropriée au calcul de logarithmes.

Voici les formules ainsi transformées *pour la lentille biconvexe :*

$$1/f_1 = + \frac{\sin(\psi' - \varphi')}{r' \cdot \sin\varphi' \cdot \cos^2\psi'} + \frac{n \cdot \cos^2\varphi'}{e_1 \cdot \cos^2\psi'} \qquad (13)$$

et :

$$1/f_2 = + \frac{\sin(\psi' - \varphi')}{r' \cdot \sin\varphi'} + \frac{n \cdot \cos^2\varphi'}{e_2}. \qquad (14)$$

Pour les lentilles périscopiques, où le signe de r' est l'inverse de celui du r' des lentilles biconvexes, il vient par conséquent :

$$1/f_1 = - \frac{\sin(\psi' - \varphi')}{r' \cdot \sin\varphi' \cdot \cos^2\psi'} + \frac{n \cdot \cos^2\varphi'}{e_1 \cdot \cos^2\psi'} \qquad (13\,a)$$

et :

$$1/f_2 = - \frac{\sin(\psi' - \varphi')}{r' \cdot \sin\varphi'} + \frac{n \cdot \cos^2\varphi'}{e_2} \qquad (14\,a)$$

Pour les lentilles biconcaves, où il y a lieu de changer le signe non seulement de r', mais encore de e_1 et de e_2, nous aurons :

$$1/f_1 = - \frac{\sin(\psi' - \varphi')}{r' \cdot \sin\varphi' \cdot \cos^2\psi'} - \frac{n \cdot \cos^2\varphi'}{e_1 \cdot \cos^2\psi'} \qquad (13\,b)$$

et :

$$1/f_2 = -\frac{\sin(\psi' - \varphi')}{r' \cdot \sin\varphi'} - \frac{n \cdot \cos^2\varphi'}{e_2} \qquad (14\,b)$$

Pour les lentilles à surface postérieure plane, r' devient ∞ : le premier membre du côté droit des formules ci-dessus s'élimine donc pour elles et il vient *pour les lentilles convexo-planes :*

$$1/f_1 = +\frac{n \cdot \cos^2\varphi'}{e_1 \cdot \cos^2\psi'} \qquad (13\,c)$$

et :

$$1/f_2 = +\frac{n \cdot \cos^2\varphi'}{e_2}; \qquad (14\,c)$$

tandis que, *pour les lentilles concavo-planes,* on aura :

$$1/f_1 = -\frac{n \cdot \cos^2\varphi'}{e_1 \cdot \cos^2\psi'} \qquad (13\,d)$$

et :

$$1/f_2 = -\frac{n \cdot \cos^2\varphi'}{e_2}. \qquad (14\,d)$$

Pour ce qui est enfin *des lentilles à surface antérieure plane,* les valeurs de e_1 et e_2 y deviennent infinies. C'est donc le second membre du côté droit des formules ci-dessus qui s'élimine cette fois-ci et on aura *pour les lentilles plan-convexes :*

$$1/f_1 = +\frac{\sin(\psi' - \varphi')}{r' \cdot \sin\varphi' \cdot \cos^2\psi'} \qquad (13\,e)$$

et :

$$1/f_2 = +\frac{\sin(\psi' - \varphi')}{r' \cdot \sin\varphi'} \qquad (14\,e)$$

Avec des signes négatifs les formules (13 e) et (14 e) s'appliquent *aux lentilles plan-concaves.*

Nous possédons maintenant tous les éléments nécessaires pour résoudre la question de savoir quelle est, pour chaque verre correcteur, la forme de ménisque qui donne les meilleurs résultats au point de vue de la diminution de la déformation des objets vus obliquement à travers des points excentriques de ces verres.

Si on se proposait d'établir, à ce sujet, des formules générales, il faudrait déterminer, à l'aide du calcul intégral et différentiel, d'après quelle loi, pour une lentille placée invariablement à la distance δ du centre de rotation de l'œil et pour un angle α tout aussi constant, les valeurs f_1 et f_2 varieraient, si l'on faisait varier, d'une part, la puissance réfringente de la lentille, et, d'autre part, pour chaque puissance réfringente donnée, le rayon de courbure r de la surface antérieure de la lentille.

On aurait là, tout de suite, deux variables indépendantes. Le nombre des variables dépendantes, soit r', d, φ, ψ, φ', ψ', F_1, F_2, e_1, e_2, f_1 et f_2 serait alors si grand, leur élimination des formules, en grande partie trigonométriques, présenterait de telles difficultés, que la solution de ce problème mettrait à une très dure épreuve les forces d'un mathématicien même des plus habiles.

Encore serait-il plus que probable qu'il arriverait à des expressions tellement compliquées que leur discussion serait des plus ardues.

Il va sans dire que pareille tâche est bien au-dessus de ma compétence.

Force m'était donc de m'engager dans la voie beaucoup plus simple, bien qu'encore assez pénible, et d'étudier, pour une série suffisamment grande de cas spéciaux, les variations des valeurs f_1 et f_2 qui ont lieu dans les conditions sus-indiquées, pour en déduire, ensuite, des lois générales.

A. *Des ménisques divergents.*

Je traiterai ici d'abord des ménisques divergents, leur étude étant un peu moins compliquée. Car, tout en procédant de la façon scientifique la plus rigoureuse, on peut négliger leur épaisseur dans l'axe optique qui, même en pratique, peut être réduite à des fractions de 1 millimètre, pourvu qu'on pousse assez loin l'excavation de la surface creuse. On peut donc, pour eux, mettre la valeur d égale à 0. Cela simplifiera, au moins quelque peu, les calculs, déjà assez complexes sans cela.

Admettons, une fois pour toutes, que le sommet de la surface antérieure de la lentille se trouve à une distance de 30 millimètres du centre de rotation de l'œil ou, ce qui revient au même, que δ soit $= 30$; puis que $< \alpha$ soit $=$ 25° [1]; enfin donnons à l'indice de réfraction du verre sa valeur approximative, soit 1,5.

Prenons maintenant, par exemple, le verre concave $-4^{D}0$ ($\Phi = -4{,}0$).

La formule (2) (voir page 20) nous permet, dès lors, de calculer, pour n'importe quelle valeur de r, la valeur correspondante de r'.

---

(1) Le calcul montre que, pour un verre de lunettes ayant un diamètre de 40 millimètres et placé à 30 millimètres de distance du centre de rotation oculaire, la ligne visuelle atteint déjà le bord du verre lorsqu'elle est déviée de 33°41′ de sa position primaire. L'angle de 25° n'est donc plus très éloigné de la valeur extrême.

C'est grâce aux formules (6) à (14) que nous pouvons ensuite calculer, pour chaque verre, toutes les autres valeurs qui nous intéressent.

J'ai déterminé toutes ces valeurs pour 11 verres concaves de 4Do de force réfringente et de différente forme. Elles se trouvent consignées dans les 11 premières lignes du tableau II (voir pages 44 et 45).

Quant à ce tableau II, je ferai remarquer que les chiffres enregistrés dans les colonnes III 2 et IV 2 n'indiquent pas les courbures de la surface correspondante ou, ce qui revient au même, l'inverse du rayon de courbure, c'est-à-dire les valeurs ρ et ρ' dont il a été question plus haut. Ce que ces chiffres expriment, c'est la force réfringente de la moitié correspondante de chaque lentille, en supposant celle-ci divisée en deux par une section plane, menée au milieu entre les sommets de ses deux surfaces réfringentes.

C'est ainsi qu'il se décompose :

$$\Phi \text{ en } \frac{n-1}{r} \pm \frac{n-1}{r'}$$

et la somme algébrique des valeurs correspondantes de III 2 et de IV 2 indique chaque fois directement la puissance réfringente totale du verre auquel elles se rapportent, ce qui ne serait pas le cas pour les valeurs ρ et ρ' (1),

---

(1) Les fabricants de verres de lunettes ont, en général, l'habitude d'indiquer la courbure de la surface antérieure et de la surface postérieure d'un verre périscopique par le nombre de dioptries de la puissance réfringente du verre biconvexe ou biconcave symétrique qui est travaillé dans le même

TABLEAU II

I	II	III		IV		V	VI	VII
		1	2	1	2			
Nos	Φ	r	Puissance réfring. en dioptries	r'	Puissance réfring. en dioptries	φ	ψ	φ'
1	− 4.0	+ 30 mm	+ 16.6̅..	+ 24.2	− 20.6̅..	0	0	− 5°49'20"
2	− 4.0	+ 35.71	+ 14.0	+ 27.78	− 18.0	+ 3°52'40"	+ 2°35'	− 3°15'40"
3	− 4.0	+ 39.47	+ 12.6̅..	+ 30.0	− 16.6̅..	+ 5°49'10"	+ 3°52'40"	− 1°59'30"
4	− 4.0	+ 50.0	+ 10.0	+ 35.71	− 14.0	+ 9°44'0"	+ 6°28'15"	+ 0°33'10"
5	− 4.0	+ 62.5	+ 8.0	+ 41.6̅..	− 12.0	+ 12°41'40"	+ 8°25'30"	+ 2°27'10"
6	− 4.0	+ 83.3̅..	+ 6.0	+ 50.0	− 10.0	+ 15°41'30"	+ 10°23'20"	+ 4°20'55"
7	− 4.0	+ 125.0	+ 4.0	+ 62.5	− 8.0	+ 18°44'10"	+ 12°21'50"	+ 6°15'
8	− 4.0	+ 250.0	+ 2.0	+ 83.3̅..	− 6.0	+ 21°50'	+ 14°21'20"	+ 8°8' 35"
9	− 4.0	± ∞	± 0	+ 125.0	− 4.0	+ 25°	+ 16°21'50"	+ 10°2' 30"
10	− 4.0	− 250.0	− 2.0	+ 250.0	− 2.0	+ 28°15'	+ 18°23'40"	+ 11°56'40"
11	− 4.0	− 125.0	− 4.0	± ∞	± ∞	+ 31°36'15"	+ 20°26'55"	+ 13°50'40"
12	− 9.0	+ 30.0	+ 16.6̅..	+ 19.48	− 25.6̅..	0	0	− 13°11'30"
13	− 9.0	+ 41.6̅..	+ 12.0	+ 23.81	− 21.0	+ 6°47'45"	+ 4°31'30"	− 8°43'40"
14	− 9.0	+ 55.5̅..	+ 9.0	+ 27.7̅..	− 18.0	+ 11°12'35"	+ 7°26'50"	− 5°54'50"
15	− 9.0	+ 65.22	+ 7.6̅..	+ 30.0	− 16.6̅..	+ 13°11'30"	+ 8°45'5"	− 4°40'30"
16	− 9.0	+ 100.0	+ 5.0	+ 35.71	− 14.0	+ 17°12'30"	+ 11°22'30"	− 2°13'15"
17	− 9.0	+ 166.6̅..	+ 3.0	+ 41.6̅..	− 12.0	+ 20°16'35"	+ 13°21'30"	− 0°24'5"
18	− 9.0	+ 500	+ 1.0	+ 50	− 10.0	+ 23°24'25"	+ 15°21'30"	+ 1°23'45"
19	− 9.0	± ∞	0	+ 55.5̅..	− 9.0	+ 25°	+ 16°21'50"	+ 2°18'
20	− 9.0	− 111.1̅..	− 4.5	+ 111.1̅..	− 4.5	+ 32°27'40"	+ 20°58'	+ 6°16'20"

TABLEAU II (*suite*).

	VIII	IX	X	XI	XII	XIII	XIV	XV
Nos	φ′	EF en mm.	F_1 en mm.	F_2 en mm.	f_1 en mm.	f_2 en mm.	VERRE SPHÉRO-CYLINDRIQUE ÉQUIVALENT	< GHD
1	— 8°45′10″	0.67	+ 90	+ 90	— 232.0	— 237.5	90° — 0,10 — 4,21	— 2°55′50″
2	— 4°53′50″	0.68	+ 106.7	+ 106.9	— 250.9	— 251	90° — 0.0003 — 3.985	— 2°55′50″
3	— 2°59′10″	0.68	+ 117.5	+ 118.0	— 258.7	— 255.5	0° — 0.05 — 3.87	— 2°56′10″
4	+ 0°49′40″	0.70	+ 146.7	+ 148.7	— 268.3	— 258.8	0° — 0.137 — 3.727	— 2°59′15″
5	+ 3°40′40″	0.71	+ 180.1	+ 184.5	— 271.5	— 258.6	0° — 0.18 — 3.68	— 3°2′ 40″
6	+ 6°31′50″	0.725	+ 235.9	+ 243.8	— 266.7	— 255.9	0° — 0.159 — 3.75	— 3°7′ 15″
7	+ 9°23′50″	0.75	+ 345.2	+ 361.8	— 258.2	— 252.1	0° — 0,094 — 3.873	— 3°13′30″
8	+ 12°16′	0.76	+ 670.6	+ 714.6	— 245	— 247.4	90° — 0,049 — 4.033	— 3°21′15″
9	+ 15°9′ 40″	0.79	± ∞	± ∞	— 227.5	— 244.2	90° — 0.3 — 4.095	— 3°31′
10	+ 18°5′ 5″	0.83	— 622.5	— 691.3	— 206.7	— 236.2	90° — 0.7 — 4.142	— 3°32′55″
11	+ 21°2′	0.84	— 297.2	— 338.6	— 183.6	— 240	90° — 1.28 — 4.17	— 3°58′
12	— 20°1′ 10″	1.5	+ 90.0	+ 90.0	— 82.7	— 93.7	90° — 1.417 — 10.675	— 6°49′40″
13	— 13°9′ 20″	1.52	+ 123.7	+ 125.0	— 101.2	— 105.2	90° — 0.382 — 9.504	— 6°42′55″
14	— 8°53′25″	1.56	+ 161.8	+ 164.6	— 109.9	— 110.6	90° — 0.06 — 9.04	— 6°44′10″
15	— 7°1′ 30″	1.58	+ 187.8	+ 192.2	— 112.4	— 111.7	0° — 0.054 — 8.897	— 6°47′25″
16	— 3°20′	1.62	+ 279.8	+ 291.1	— 115.3	— 113.0	0° — 0.181 — 8.672	— 6°56′45″
17	— 0°36′10″	1.66	+ 453.9	+ 479.5	— 114.7	— 112.4	0° — 0.178 — 8.722	— 7°7′ 10″
18	+ 2°5′ 40″	1,69	+ 1319.0	+ 1418.5	— 112.6	— 111.7	0° — 0.068 — 8.884	— 7°21′
19	+ 3°27′5″	1.74	± ∞	± ∞	— 110.1	— 110.1	90° — 0.033 — 9.012	— 7°29′5″
20	+ 9°26′	1,88	— 261	— 299.3	— 95.6	— 105.7	90° — 0.999 — 9.464	— 8°20′

Pour ce qui est des valeurs φ, ψ, φ', ψ', EF et < GHD, figurant à la tête des colonnes V-IX et de la colonne XV, je renvoie, pour elles, à la figure 1 (voir page 30).

F_1 et F_2 (colonne X et XI) représentent les distances focales principales après la réfraction à la surface antérieure de chaque lentille, tandis que f_1 et f_2 (colonnes XII et XIII) sont les deux longueurs focales principales totales de chaque lentille en question pour le cas spécial de l'incidence oblique du faisceau lumineux, formant au centre de rotation de l'œil un angle de 25° avec l'axe optique de la lentille.

Enfin, quant à la colonne XIV, elle indique, pour chaque ménisque ou autre verre, le verre sphéro-cylindrique équivalent. J'entends par là le verre combiné qui imprimerait à un faisceau lumineux parallèle le traversant normalement, c'est-à-dire dans l'axe optique, exactement la même forme que celle que la lentille bisphérique correspondante, caractérisée univoquement par les valeurs des colonnes III et IV, imprime au faisceau lumineux à incidence excentrique oblique donnée. Ces verres hypothétiques de la colonne XIV sont supposés être placés au point F de notre figure 1, c'est-à-dire à l'endroit où l'axe réfracté du fais-

« bassin » ou sur la même « boule ». Ce nombre de dioptries est, bien entendu, le double de celui qui représente la puissance de la moitié correspondante du verre périscopique, supposée former une lentille plan-convexe ou plan-concave. La somme algébrique des nombres de dioptries notés par le fabricant est donc aussi le double de celui qui correspond à la puissance effective du ménisque. C'est ce qu'il faut savoir en prescrivant des verres périscopiques, pour prévenir des malentendus de la part du fabricant. Le mieux est d'ajouter toujours, entre parenthèses, la valeur de la force réfringente totale du ménisque ordonné.

ceau lumineux sort chaque fois du verre réel à surfaces sphériques qu'il traverse obliquement et périphériquement.

Pour désigner ces verres équivalents je me suis servi de la notation introduite en ophtalmologie par *M. Javal.*

Je ferai encore remarquer que les numéros 1-8 sont des verres périscopiques ou méniscoïdes, tandis que le numéro 9 représente le verre plan-concave, le numéro 10 le verre biconcave symétrique, enfin le numéro 11 le verre concavo-plan, de — 4D0 de force réfringente, tous. Les numéros 1 et 3 ont été choisis d'une forme telle que, pour 1, le centre de courbure de la surface antérieure convexe, pour 3, celui de la surface postérieure concave de la lentille coïncide avec le centre de rotation de l'œil.

Les faits si intéressants qui découlent des chiffres enregistrés dans le tableau II et qui n'étaient point à prévoir *a priori*, seront bien mieux mis en évidence par des courbes construites avec les données de ce tableau (Voir figure 4, page 48).

Voici comment j'ai procédé pour tracer ces courbes, ainsi que celles qui suivront :

J'ai construit, pour chaque série de verres d'égale longueur focale, un système de coordonnées en indiquant chaque fois au-dessous du milieu de l'axe des x la valeur dioptrique de tous les verres auxquels le système en question se rapporte.

L'axe des abscisses est toujours divisé en dioptries, en partant de 0 et en plaçant à gauche les chiffres positifs et à droite les chiffres négatifs.

C'est que l'abscisse indique toujours la force réfringente de la moitié *antérieure* de la lentille à laquelle un point quelconque des courbes se rapporte. Cette force réfringente s'entend dans le sens expliqué plus haut (voir page 43).

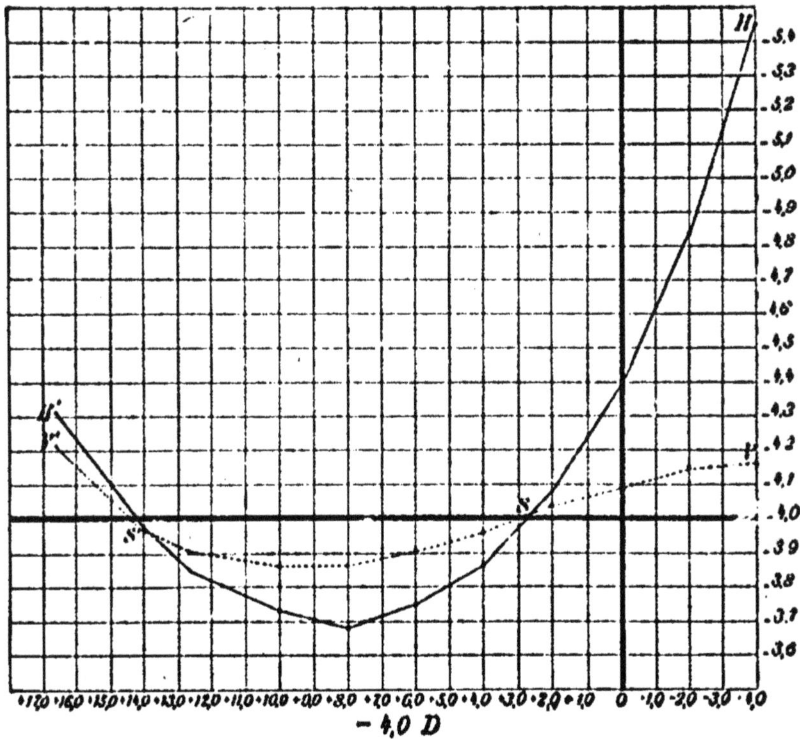

Fig. 1.

Or, comme la forme d'une lentille sphérique d'épaisseur négligeable est nettement déterminée par sa puissance réfringente totale et la puissance réfringente de l'une de ses surfaces, chaque abscisse caractérise d'une façon univoque un verre d'une forme donnée.

Les abscisses positives correspondent aux verres à

surface antérieure convexe, les abscisses négatives aux verres à surface antérieure concave.

J'ai fait ressortir davantage, sous forme d'une ligne plus épaisse, l'ordonnée passant par l'abscisse *o*. C'est que, dans la série des verres divergents cette ordonnée correspond au verre plan-concave et sépare les ménisques qui se trouvent à sa gauche, d'avec les verres biconcaves qui sont enregistrés à sa droite.

(Dans notre figure 4 la dernière ordonnée de droite passe par le point — 4,o de l'abscisse et correspond donc au verre concavo-plan. Voudrait-on continuer les courbes au-delà de ce point de l'axe des x, elles se rapporteraient alors aux ménisques dont la face creuse serait dirigée vers la lumière. Ces ménisques retournés étant sans utilité aucune dans la pratique, il est superflu de dépasser la limite fixée par nous.)

La ligne noire horizontale, parallèle à l'axe des x indique la force réfringente commune à toutes les lentilles du même tracé quelle que soit leur forme, lors de l'incidence normale d'un faisceau lumineux.

La valeur de cette force réfringente se trouve notée à l'extrémité droite de cette grosse ligne horizontale, sur l'axe des y même.

A partir de cette valeur l'axe des ordonnées est divisé en dixièmes de dioptrie, de sorte que les chiffres absolus augmentent en montant et diminuent en descendant.

J'arrive maintenant à la construction des courbes mêmes.

Reprenons, pour cela, notre figure 4, basée sur les données des 11 premières lignes du tableau II.

La courbe à trait plein HSS'H' a été tracée en rapportant les valeurs de la colonne III 2 de ce tableau comme abscisses et en donnant à chacune de ces abscisses pour coordonnée l'inverse de la valeur correspondante f_1 de la colonne XII, c'est-à-dire de la longueur focale totale de la lentille de la forme spécifiée par III 2 pour les rayons horizontaux du faisceau lumineux à incidence oblique et excentrique connue.

La courbe à traits interrompus VSS'V' a été tracée d'une façon analogue, à l'aide des mêmes valeurs de la colonne III 2 et des inverses des chiffres correspondants de la colonne XIII, contenant les valeurs de f_2.

(Si je dis : « inverses », il va de soi que c'est 1000 et non pas 1 qu'il faut diviser par f_1 ou par f_2, puisque f_1 et f_2 sont exprimés *en millimètres*. Or, pour déterminer en dioptries la puissance réfringente d'un système, il faut prendre l'inverse de sa longueur focale exprimée *en mètres*.)

Il suffit de jeter un coup d'œil sur les tracés de la figure 4, pour se rendre compte que les deux courbes ont une forme parfaitement régulière et que HSS'H' a l'air d'une parabole, tandis que VSS'V' représente évidemment une courbe d'un degré plus élevé. Elle ressemble encore le plus à une conchoïde.

Pour interpréter ces courbes, nous pourrons dire ceci :

Lorsqu'un faisceau parallèle mince traverse excentriquement et obliquement de gauche (ou de droite) une lentille divergente de 4 dioptries, en formant au centre de rotation de l'œil un angle constant (= 25° dans nos calculs) avec l'axe optique de la lentille, le faisceau réfracté est astigmatique ou, ce qui revient au même, la puissance réfringente que notre lentille divergente oppose aux rayons horizontaux du faisceau n'est plus la même que celle opposée aux rayons verticaux.

Il y a donc lieu de distinguer, dans ce cas, *la puissance réfringente horizontale* d'avec *la puissance réfringente verticale* de la lentille en question.

Or, en changeant la forme de la lentille, tout en lui laissant une force réfringente de 4^D dans l'axe optique, c'est-à-dire en la faisant bomber de plus en plus, on fait varier aussi, et la « puissance réfringente horizontale », et la « puissance réfringente verticale », opposées par la lentille au faisceau oblique dont la direction dans l'espace est supposée rester invariablement la même, avant la réfraction.

La courbe HSS'H' fait, dès lors, connaître, pour chaque forme de verre, la *puissance réfringente horizontale* que le verre ainsi formé déploie par rapport à notre faisceau excentrique oblique.

Nous appellerons donc, dorénavant, la courbe HSS'H' tout simplement la *courbe des puissances réfringentes horizontales*, tandis que, pour des raisons que, dès à présent, nous n'aurons plus à exposer, nous réserverons à la courbe VSS'V' le nom de *courbe des puissances réfringentes verticales*.

Rien de plus facile maintenant que de lire, sur le tracé même, la valeur de l'astigmatisme produit lors du passage oblique du faisceau excentrique ou, ce qui revient au même, la puissance dioptrique exacte du verre sphéro-cylindrique qui, centré par rapport au faisceau lumineux, donnerait naissance au même degré d'astigmatisme.

Prenons, par exemple, le verre biconcave symétrique — 4,0. Nous n'avons qu'à rechercher dans les deux courbes de la figure 4 les deux coordonnées à l'abcisse — 2,0. Nous trouvons ainsi une force réfringente verticale de — $4^{D}14$ et une force réfringente horizontale de — $4^{D}84$. Cela correspond au verre 90 — $0^{D}7$ — $4^{D}84$, d'après la notation de JAVAL. C'est ce même verre qui se trouve indiqué à la place correspondante de la colonne XIV du tableau II.

On procèdera d'une façon analogue pour n'importe quel autre verre.

Or, étant donné que les deux courbes de la figure 4 s'intersectent dans les points S et S', *il s'ensuit immédiatement qu'entre S et S' l'astigmatisme des lentilles placées obliquement par rapport à notre faisceau excentrique est opposé à l'astigmatisme produit, dans les mêmes conditions, par les verres moins bombés, enregistrés à droite de S, ou par les verres plus bombés, ayant leurs abscisses à gauche de S'.*

Ce fait, fort bizarre *a priori*, se comprend assez aisément, lorsqu'on tient compte de ce que l'action totale des lentilles obliques se compose de l'action partielle de chacune de leurs deux surfaces. Or, pour les ménisques, la courbure de la surface antérieure est opposée à celle de la surface postérieure, c'est-à-dire la surface antérieure est convexe, la surface postérieure concave et, pour les ménisques divergents, celle-ci est plus courbe que celle-là. Dès lors, comme le degré de l'action astigmatique de chacune des deux surfaces dépend de l'obliquité de l'incidence de l'axe du faisceau sur cette même surface, il peut arriver, pour des lentilles d'une certaine forme, que *le rapport entre les angles φ et φ' soit tel que l'action astig-*

matique de la surface convexe moins courbe l'emporte sur celle de la surface concave plus courbe et que l'astigmatisme se renverse.

La prépondérance passagère de la surface antérieure quant à l'action astigmatique totale résulte, par exemple, aussi de ce fait que, entre S et S', tant la force réfringente verticale que la force réfringente horizontale des lentilles obliques en question descendent au-dessous de la valeur de la puissance dioptrique déployée par ces mêmes lentilles vis-à-vis d'un faisceau lumineux à incidence normale, c'est-à-dire qu'elles descendent au-dessous de — 4^{D}o.

Récapitulons maintenant ce que les deux courbes de la figure 4 nous apprennent.

Nous voyons que l'action astigmatique totale produite dans les conditions qui nous occupent dans ce travail est la plus forte pour la lentille concavo-plane. Elle diminue assez rapidement au fur et à mesure qu'on fait bomber le verre davantage en avant, devient égale à o pour le ménisque de la formule: + 2^{D}75 — 6^{D}75, se renverse ensuite, croît et décroît très faiblement pour la série des ménisques qui suivent, et devient une seconde fois égale à o, savoir pour le ménisque: + 14^{D}o — 18^{D}o. (Soit dit en passant que ce dernier ménisque occupe une place intermédiaire entre le ménisque dont le centre de courbure de la surface postérieure, et celui dont le centre de courbure de la surface antérieure coïncide avec le centre de rotation de l'œil). Au delà de ce ménisque-là, ménisque qui correspond au point S', commun aux deux courbes, l'astigmatisme reprend son sens primitif, mais il s'accroît plus lentement qu'il n'avait diminué avant S.

Quant à la question de savoir quelle est, au point de vue de la « périscopie », la forme la plus avantageuse du verre divergent de $4^{D}0$, ce sont les deux points S et S′ qui offrent un intérêt capital. Ils nous indiquent les deux ménisques pour lesquels *l'astigmatisme, en cas de déviation du regard, et, par conséquent, la déformation des objets situés latéralement à l'infini sont théoriquement nuls*. Car, étant donné que tant que l'œil est centré par rapport au verre correcteur, un faisceau mince reste homocentrique après la réfraction, étant donné, en outre, que l'astigmatisme n'apparaît que lorsque l'œil quitte sa position primaire et que cet astigmatisme doit forcément subir un accroissement progressif au fur et à mesure que l'angle de déviation de l'œil, c'est-à-dire notre angle α, augmente, il est évident que, dans le cas où pour $\alpha = 25°$ l'action astigmatique d'une lentille déterminée est nulle, elle sera nulle aussi entre o et 25°, de même qu'au delà de 25°.

Des deux ménisques qui se distinguent par cette particularité-là, qui sont en un mot « anastigmates » — s'il m'est permis de me servir de ce mot — de ces deux ménisques c'est, sans aucun doute, celui qui correspond au point S qui est préférable à celui correspondant au point S′. Car, d'abord, son aberration de sphéricité est sensiblement inférieure à celle de l'autre ménisque, ainsi que cela a été exposé en détail au chapitre II ; puis son poids est de beaucoup moins considérable ; sa fabrication demande moins de temps ; il peut être travaillé dans un bloc de verre beaucoup moins gros ; on n'a donc pas absolument besoin de recourir au « crown » ou autre verre optique comme pour les ménisques fortement bombés ;

le verre de bonne qualité employé pour les verres de lunettes de premier choix suffit pleinement comme matière première du ménisque S. Son prix de revient est donc sensiblement moins élevé.

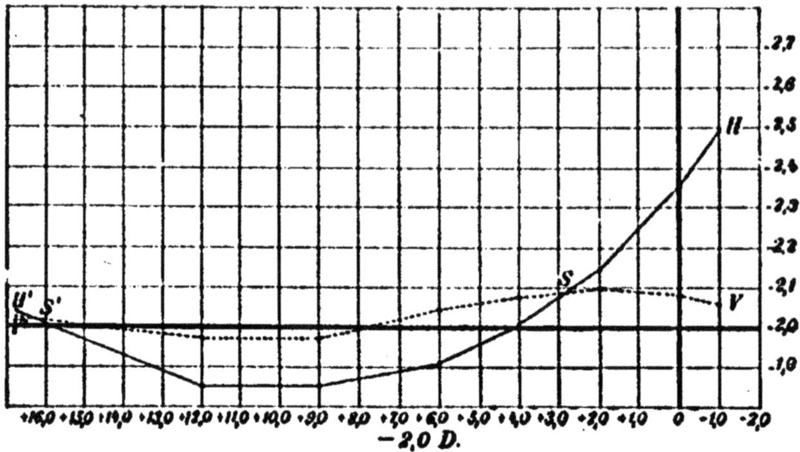

Fig. 5.

De tout ce qui précède nous pouvons donc tirer la conclusion que *comme verre divergent de* $4^{D}0$ *de puissance c'est le ménisque de la formule :* $+2^{D}75 - 6^{D}75$ *qui l'emporte sur les verres de toute autre forme, au point de vue de la « périscopie »* (1).

(1) J'ai, dans les discussions ci-dessus, fait abstraction complète de l'angle GHD qui n'aurait servi qu'à embrouiller encore davantage les conditions déjà suffisamment compliquées. Il est clair, en effet, qu'au fur et à mesure que l'angle de déviation augmente, il doit y avoir accroissement progressif de l'action prismatique des verres correcteurs. L'axe du faisceau lumineux réfracté n'est donc plus dirigé vers le centre de rotation de l'œil et ne coïncide donc plus exactement avec sa ligne visuelle. Pour que cette coïncidence eût lieu après la réfraction, il faudrait que l'axe du faisceau se dirigeât,

Si je me suis arrêté si longtemps au verre divergent de $4^{D}o$, c'est parce que ce verre nous servira de paradigme. Après avoir nettement mis en lumière tout ce qui se rap-

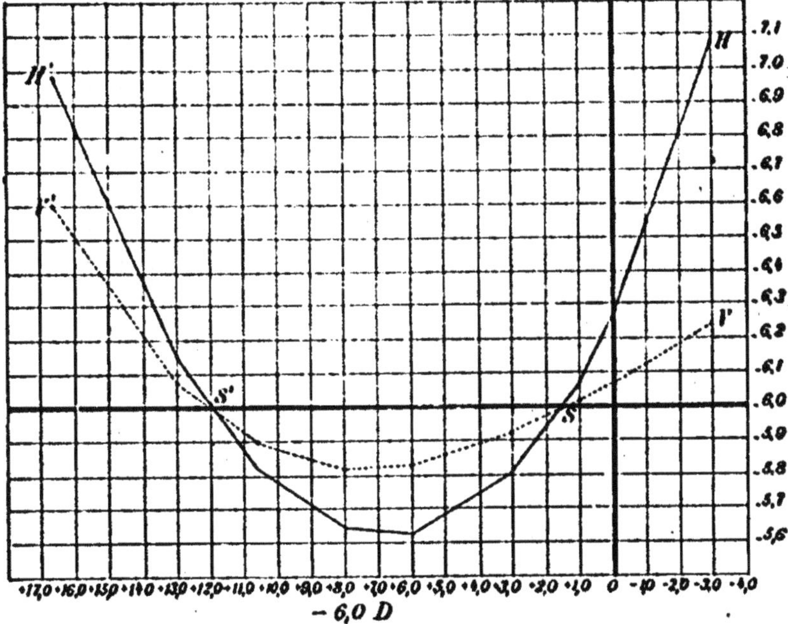

FIG. 6.

porte à ce verre, nous n'aurons qu'à ajouter quelques remarques au sujet des autres ménisques divergents.

---

avant la réfraction, vers un point situé quelque peu en avant du centre de rotation de l'œil. Mais, étant donné que, pour toute la série de verres de — $4^{D}o$, l'angle GHD (voir colonne XV du tableau II) ne monte qu'à 3° — 3°,5 en moyenne lorsque l'œil s'est déjà dévié de 25° de sa position primaire, étant donné, en outre, que l'angle GHD ne varie que tout à fait insensiblement avec la forme des verres, nous sommes en droit de négliger en pratique cette déviation de l'axe du faisceau lumineux, d'autant que sa prise en considération influencerait certainement les calculs effectués pour les différents verres de la même série tous dans le même sens et tous à un degré très faible.

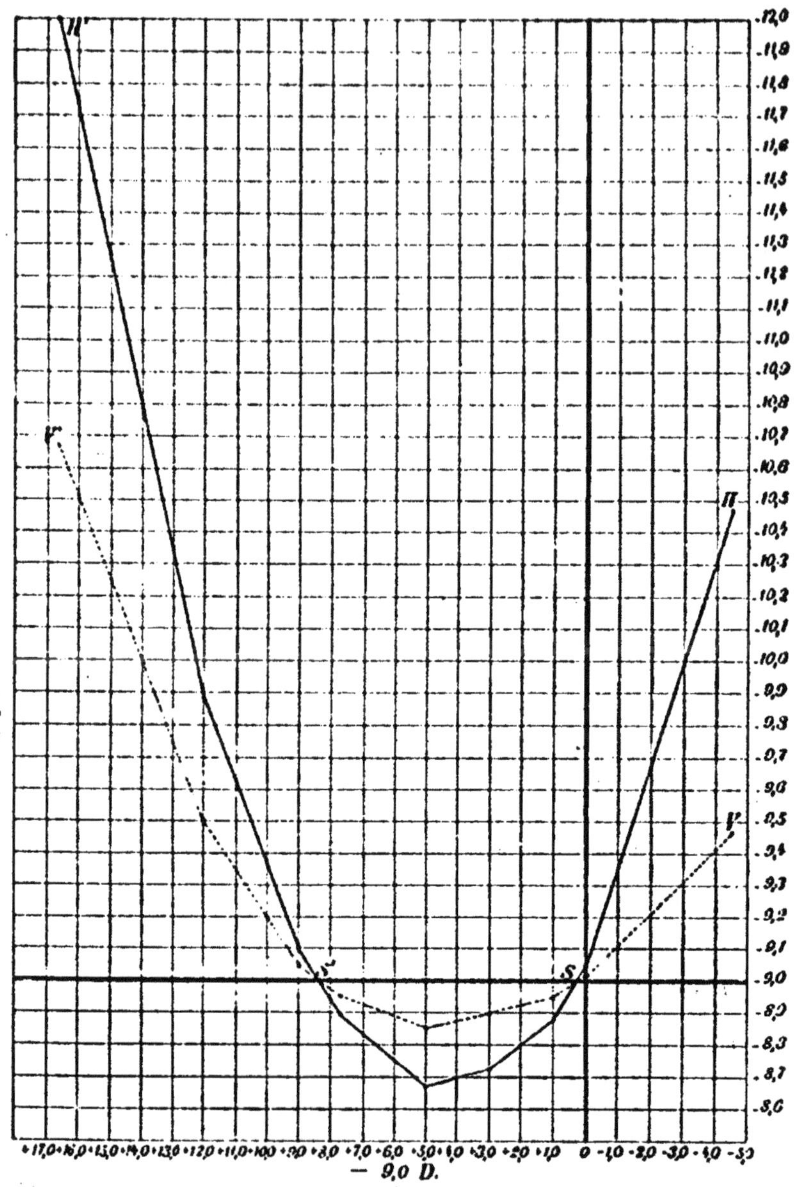

Fig. 7.

Tout comme pour —4,0, j'ai encore effectué les calculs nécessaires pour tracer les courbes complètes des verres divergents suivants : —2D0 (voir figure 5, page 55) ; —6D0 (voir figure 6, page 56) : —9D0 (voir figure 7, page 57) : —10D0 (voir figure 8, ci-dessous).

Je me borne à publier ici seulement les courbes construites à l'aide des chiffres calculés, à l'exception du verre

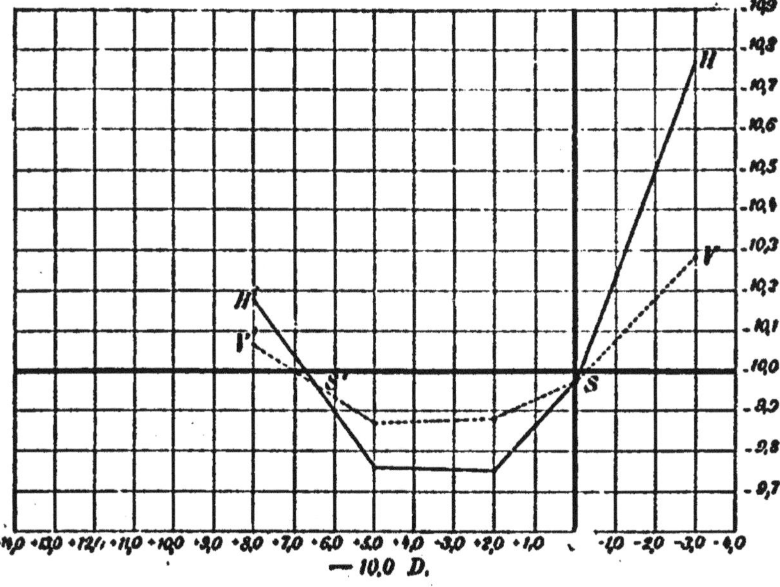

Fig. 8.

—9,0 pour lequel on trouvera aussi tous ces chiffres-là (voir les nos 12 — 20 du tableau II, pages 44-45). C'est que ce verre —9,0, de même que celui de —4,0 ont servi à la vérification expérimentale des résultats obtenus dont nous aurons à nous occuper dans le dernier chapitre.

En comparant les tracés des figures 4-8, on voit que les branches des courbes s'écartent de plus en plus de l'axe des x vers le haut, au fur et à mesure que la force réfringente des verres augmente. En même temps le point S' se rapproche de plus en plus du point S.

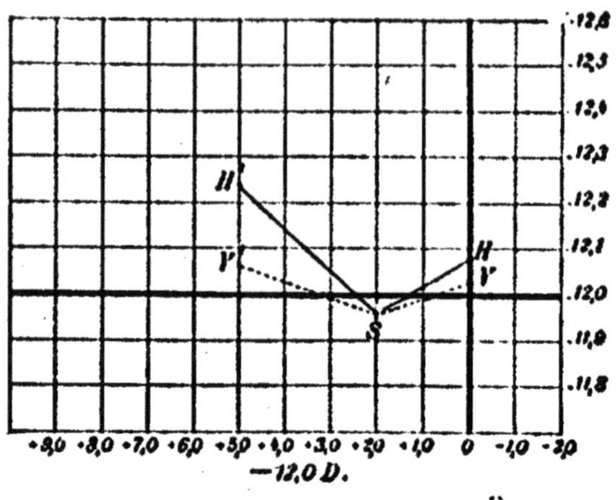

Fig. 9.

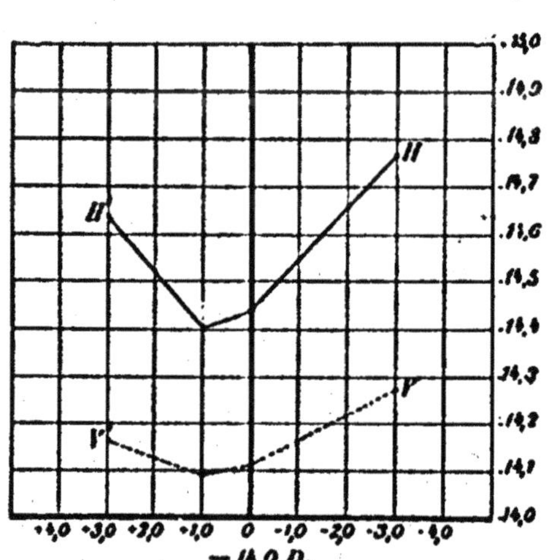

Fig. 10.

C'est ce seul point S (sur l'intérêt pratique duquel j'ai insisté plus haut) que j'ai encore calculé pour 3 autres verres divergents, savoir —1^D^0 ; —3^D^0 et —11^D^0.

Enfin le verre $-12^{D}0$ (voir figure 9, page 59)

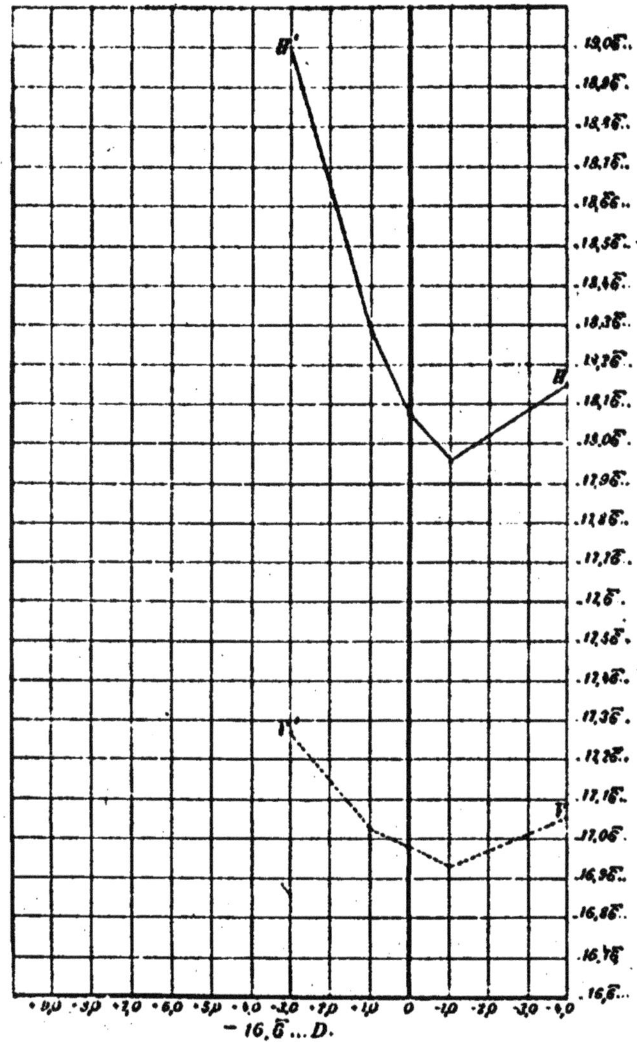

Fig. 11.

mérite encore qu'on lui consacre quelques instants. C'est

que, pour lui, le point S' se confond avec le point S. Les deux courbes ne s'intersectent donc plus, mais sont devenues osculatrices.

A partir de —12,0, c'est-à-dire pour les verres concaves plus forts, par exemple pour —14,0 (voir figure 10, page 59) et pour —16,67 (voir figure 11, page 60) les deux courbes s'écartent de plus en plus l'une de l'autre. Il n'y a donc plus, pour ces verres, de ménisque « anastigmate ». Par suite de l'énorme différence des courbures en faveur de la surface concave, il ne se présente plus, pour ces ménisques fort divergents, le rapport avantageux sus-mentionné entre les deux angles d'incidence φ et φ', rapport qui occasionnait la prépondérance passagère de l'action astigmatique de la surface convexe.

Tous ces ménisques plus divergents que —12,0 donnent donc lieu, dans les conditions étudiées ici, à l'apparition d'un astigmatisme total, déterminé par le sens de celui occasionné par la surface creuse. Pour eux, on verra donc toujours que, dans le regard latéral de l'œil, la ligne focale verticale est plus rapprochée de la lentille que la ligne focale horizontale.

Tout cela n'empêche pas que les courbes H H' et V V' ne s'écartent aussi de plus en plus, l'une de l'autre, tant vers la droite que vers la gauche. Il y aura donc aussi pour ces verres concaves très forts et, par conséquent, peu usités en oculistique, chaque fois une forme de lentille qui fera naître le minimum d'astigmatisme en cas de déviation du regard.

Cette forme, la plus avantageuse, au point de vue de la « périscopie », ne diffère pas beaucoup de la forme plan-concave, pour ces verres divergents très puissants.

Prenons, par exemple, la série de verres de $-16^{D}67$, c'est-à-dire la série dans laquelle le verre plan-concave a le centre de courbure de sa surface concave à l'endroit même du centre de rotation oculaire. Il nous suffit de regarder les tracés de la figure 11 pour nous convaincre que c'est le verre biconcave asymétrique de la formule : $-1^{D}0$ $-15^{D}67$ qui engendre le plus faible astigmatisme en cas de déviation du regard. Les deux coordon-

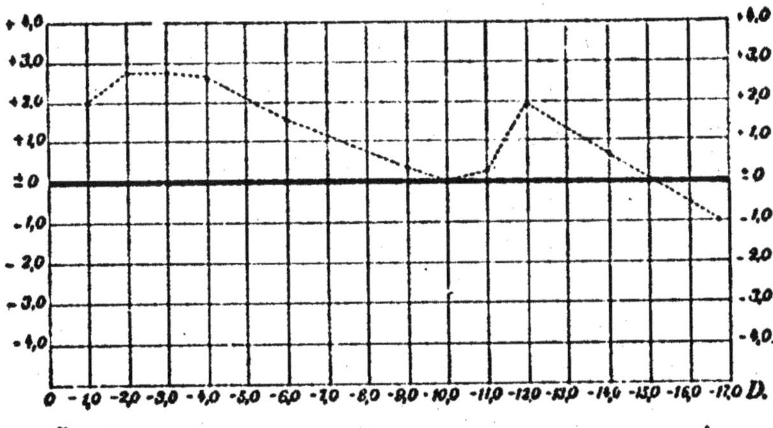

FIG. 12.

nées de l'abscisse $-1,0$ sont moins éloignées que les deux coordonnées de toutes les autres abscisses des courbes de la figure 11.

C'est dans la figure 12 (voir ci-dessus) que j'ai cherché à condenser les résultats pratiques de mes recherches concernant les verres divergents.

L'axe des abscisses de cette figure indique *la puissance réfringente totale* des différentes lentilles concaves, exprimée en dioptries.

L'axe des ordonnées y est également divisé en unités de dioptries. Il sert à faire connaître immédiatement, pour toutes les lentilles divergentes qui figurent sur l'axe des x, *la puissance réfringente de la surface antérieure* du verre de la meilleure forme périscopique.

Les valeurs positives au-dessus de l'ordonnée *o* désignent une surface antérieure convexe, les valeurs négatives au-dessous de *o* une surface antérieure concave.

La ligne noire passant par le point *o* de l'axe des ordonnées sépare donc les ménisques qui sont à enregistrer plus haut, des verres biconcaves qui trouvent leur place plus bas. La grosse ligne noire, elle-même, marque l'endroit des verres plan-concaves.

Voici comment j'ai procédé pour construire la courbe de la figure 12.

Pour chaque verre divergent soumis au calcul je rapportai, à l'endroit correspondant de l'abscisse, comme coordonnée la valeur de la force réfringente de la surface antérieure de la lentille la plus parfaite au point de vue périscopique. Cela revient à dire que chaque point de la courbe de la figure 12 a pour *ordonnée* l'*abscisse* respective qui, dans les calculs et les tracés précédents, avait appartenu au point S ou, pour les verres divergents plus forts que — 12,0, au point du plus grand rapprochement des courbes IIII' et VV'.

C'est ainsi dans une simple courbe que la forme périscopique la plus avantageuse se trouve nettement caractérisée pour n'importe quel verre divergent usité en oculistique.

Veut-on savoir, par exemple, sous quelle forme le verre concave — 6D,0 déformera le moins les images dans le regard latéral, on n'a qu'à rechercher, sur la figure 12, l'ordonnée du point de la courbe ayant — 6,0 pour abscisse. On voit tout de suite que cette ordonnée est, en chiffre rond, + 1D5. C'est donc le ménisque: + 1,5 — 7,5 qui possède la qualité exigée.

On procèdera de même pour tout autre verre concave.

En étudiant cette courbe importante de la figure 12, courbe qui a, du reste, une forme assez bizarre, on constatera que, pour deux verres divergents, à savoir — 10,0 et — 15,1 le verre plan-concave est le verre périscopique *par excellence*, et qu'aucun verre divergent n'exige, pour les besoins de la périscopie, une courbure convexe plus forte de sa surface antérieure que celle qui correspond à une puissance réfringente de 2D8.

Tous ces verres sont donc d'une fabrication commode et d'un prix de revient modéré, ce qui n'est pas à dédaigner non plus.

B. *Des ménisques convergents*

Il nous sera, dès à présent, facile d'expliquer, en peu de mots, tout ce qui concerne les ménisques convergents.

De même que pour les verres concaves, le verre convergent de 4 dioptries devra nous servir de paradigme.

J'ai consigné dans le tableau III (voir p. 65) les résultats des calculs concernant ce verre + 4,0.

Je ferai remarquer, au sujet de ce tableau, que je n'ai pas pu, comme pour les verres divergents, négliger l'épaisseur des lentilles convexes dans l'axe optique. C'est

TABLEAU III

I	II	III		IV		V	VI		VII	VIII
		1	2	1	2		1	2		
Nos	Φ	r	Puissance réfring. en dioptries	r'	Puissance réfring. en dioptries	d en mm.	h_1 en mm.	h_2 en mm.	φ	ψ
1	+ 6,0	+ 24,86	+ 20.12	+ 30,0	— 16,$\overline{6}$..	2,46	+ 6.8	— 8.3	— 7°25′50″	— 4°56′40″
2	+ 6,0	+ 30,0	+ 16.$\overline{6}$..	+ 38,57	— 12,96	2,05	+ 4.4	— 5,7	± 0	± 0
3	+ 6,0	+ 41,$\overline{6}$..	+ 12,0	+ 61,62	— 8,12	1.77	+ 1,7	— 2.6	+ 6°47′50″	+ 4°31′30″
4	+ 6,0	+ 62,5	+ 8,0	+ 124.0	— 4.03	1.59	+ 1,1	— 2.1	+ 12°41′40″	+ 8°25′30″
5	+ 6,0	+ 125,0	+ 4.0	± ∞	± 0	1.61	± 0	— 1.1	+ 18°44′10″	+ 12°22′0″
6	+ 6,0	+ 250.0	+ 2,0	— 250.0	+ 2,0	1,60	— 0,5	— 0.5	+ 21°50′0″	+ 14°21′20″
7	+ 6,0	± ∞	± 0	— 125,0	+ 4.0	1.61	— 1.1	± 0	+ 25	+ 16°21′50″

	IX	X	XI	XII	XIII	XIV	XV	XVI	XVII
Nos	φ'	ψ'	EF en mm.	F_1 en mm.	F_2 en mm.	f_1 en mm.	f_2 en mm.	VERRE SPHÉRO-CYLINDRIQUE ÉQUIVALENT	< GHD
1	+ 2°36′40″	+ 3°55′10″	1,54	+ 74.1	+ 74.6	+ 259.8	+ 271,4	90° + 0,164 + 3,684	+ 3°47′40″
2	+ 6°41′0″	+ 10°3′ 10″	1.32	+ 90.0	+ 90.0	+ 275.9	+ 284.4	90° + 0.108 + 3.5164	+ 3°22′10″
3	+ 10°55′30″	+ 16°31′0″	1,07	+ 123,7	+ 124.1	+ 268,7	+ 296,1	90° + 0.344 + 3.378	+ 3°19′10″
4	+ 14°42′40″	+ 22°23′20″	0,9	+ 180.5	+ 184.5	+ 241.7	+ 295.4	90° + 0.752 + 3.385	+ 3°24′30″
5	+ 18°37′50″	+ 28°38′0″	0,9	+ 345.2	+ 361,8	+ 198.0	+ 269.1	90° + 1.333 + 3.717	+ 3°38′0″
6	+ 20°37′40″	+ 31°54′0″	0.84	+ 670.6	+ 714.5	+ 173.3	+ 246.8	90° + 1.718 + 4.052	+ 3°47′40″
7	+ 22°40′30″	+ 35°19′40″	0,87	± ∞	± ∞	+ 146.4	+ 220.0	90° + 2.284 + 4.546	+ 4°1′ 0″

pourquoi il ne m'était pas possible non plus de recourir à la formule 2 (voir p. 20) pour déduire de la puissance totale d'une lentille convexe et de la puissance réfringente de l'une de ses surfaces, la force réfringente de l'autre surface. J'étais forcé de m'adresser pour cela à la formule 3 (voir p. 27).

Dans l'équation représentée par cette formule 3, nous connaissons toujours, quant au problème qu'il s'agit de résoudre en ce moment, les deux valeurs : n et F ou plutôt $1/F$, c'est-à-dire la puissance totale de la lentille. Or, étant donné, en outre, le rayon de courbure de l'une de ses surfaces, par exemple r, cette équation contient encore deux inconnues : r' et d. Il me fallait donc une deuxième équation pour déterminer r' et d. Cette deuxième équation découlait de la condition tacite que le bord tranchant de tous ces verres convexes ou, ce qui revient au même, la base commune aux calottes sphériques formant les surfaces de toutes ces lentilles tant biconvexes que ménisçoïdes etc., devait avoir le diamètre constant des drageoirs des lunettes d'essai, mettons un diamètre de 40 millimètres. (C'est ce diamètre que les fabricants des verres de lunettes donnent en général à tous leurs verres).

Le calcul, des détails duquel je fais grâce au lecteur, nous mène ainsi à une équation du deuxième et une autre du premier degré, contenant deux inconnues.

La solution de ces deux équations nous fait obtenir une seule valeur de r' et une seule valeur de d qui satisfassent, à la fois, aux deux conditions sus-mentionnées.

Les valeurs de d se trouvent dans la colonne V du tableau III.

La colonne VI 1 de ce tableau indique, pour chaque forme de verre, la distance h_1 du point principal antérieur à la surface réfringente antérieure de la lentille, cette distance étant désignée comme positive lorsque le point principal antérieur se trouve en avant de la surface antérieure de la lentille, et comme négative dans le cas contraire.

La colonne VI 2 contient les valeurs correspondantes de h_2, le signe + s'appliquant au cas où le point principal postérieur se trouve placé en arrière de la surface réfringente postérieure de la lentille, et le signe — au cas où il se trouve en avant d'elle.

Les valeurs h_1 et h_2 ont été calculées d'après les formules bien connues :

$$h_1 = \frac{d \cdot r}{n \cdot (r' - r) + (n - 1) \cdot d}$$

et

$$h_2 = \frac{d \cdot r'}{n \cdot (r' - r) + (n - 1) \cdot d}.$$

Les autres colonnes du tableau III correspondent absolument aux colonnes analogues du tableau II. Il ne me reste donc plus qu'une remarque à faire au sujet des colonnes XIV et XV. C'est que j'ai indiqué comme f_1 et f_2, c'est-à-dire comme valeurs des deux longueurs focales postérieures que les différentes lentilles font constater pour l'obliquité et l'excentricité du faisceau lumineux en question, non pas les distances des lignes focales verticales et horizontales à la surface postérieure des lentilles, mais bien leurs distances à un cercle concentrique avec la surface postérieure et mené par le point principal postérieur de chaque lentille. La légère inexactitude que nous commettons encore en procédant de la sorte sera tout à fait insignifiante et certes infiniment plus négligeable que l'erreur qui vicierait nos calculs si nous comptions f_1 et f_2 à partir de la surface postérieure des lentilles.

Quant au ménisque n° 1 du tableau, le centre de courbure de sa surface postérieure coïncide avec le centre de rotation de l'œil.

Pour le ménisque n° 2 la coïncidence a lieu entre ce même point de l'œil et le centre de courbure de la surface antérieure du ménisque.

C'est avec les valeurs du tableau III que j'ai construit les courbes de la figure 13 (page 69). J'y ai procédé tout à fait comme pour les tracés concernant les verres concaves.

On voit que la courbe IIII' et la courbe VV' ne s'intersectent pas. Il n'y a donc pas de forme de lentille qui soit exempte d'astigmatisme en cas de passage oblique des rayons lumineux à travers une zone excentrique de la lentille.

L'étude des tracés de la figure 13 montre, en outre, que l'astigmatisme observé dans ces conditions est très considérable pour le verre plan-convexe, savoir de $2^{D}3$; qu'il est encore de $1^{D}7$ pour le verre biconvexe symétrique de 4,0, *donc 2 1/2 fois plus fort que l'astigmatisme de la lentille biconcave symétrique d'égale puissance réfringente* (voir tableau II et figure 4); que cet astigmatisme ne diminue d'abord que très lentement : que ce n'est qu'entre + 9,0 et + 12,0 qu'une décroissance un peu plus rapide commence : que le minimum est atteint entre + 16,6... et + 20,6... et qu'il y a au delà de ce point une nouvelle augmentation, très peu rapide celle-là.

II
V
II'
V'
+6,8
+6,7
+6,6
+6,5
+6,4
+6,3
+6,2
+6,1
+6,0
+5,9
+5,8
+5,7
+5,6
+5,5
+5,4
+5,3
+5,2
+5,1
+5,0
+4,9
+4,8
+4,7
+4,6
+4,5
+4,4
+4,3
+4,2
+4,1
+4,0
+3,9
+3,8
+3,7
+3,6
+3,5
+3,4
+3,3
+3,2
+3,1
0

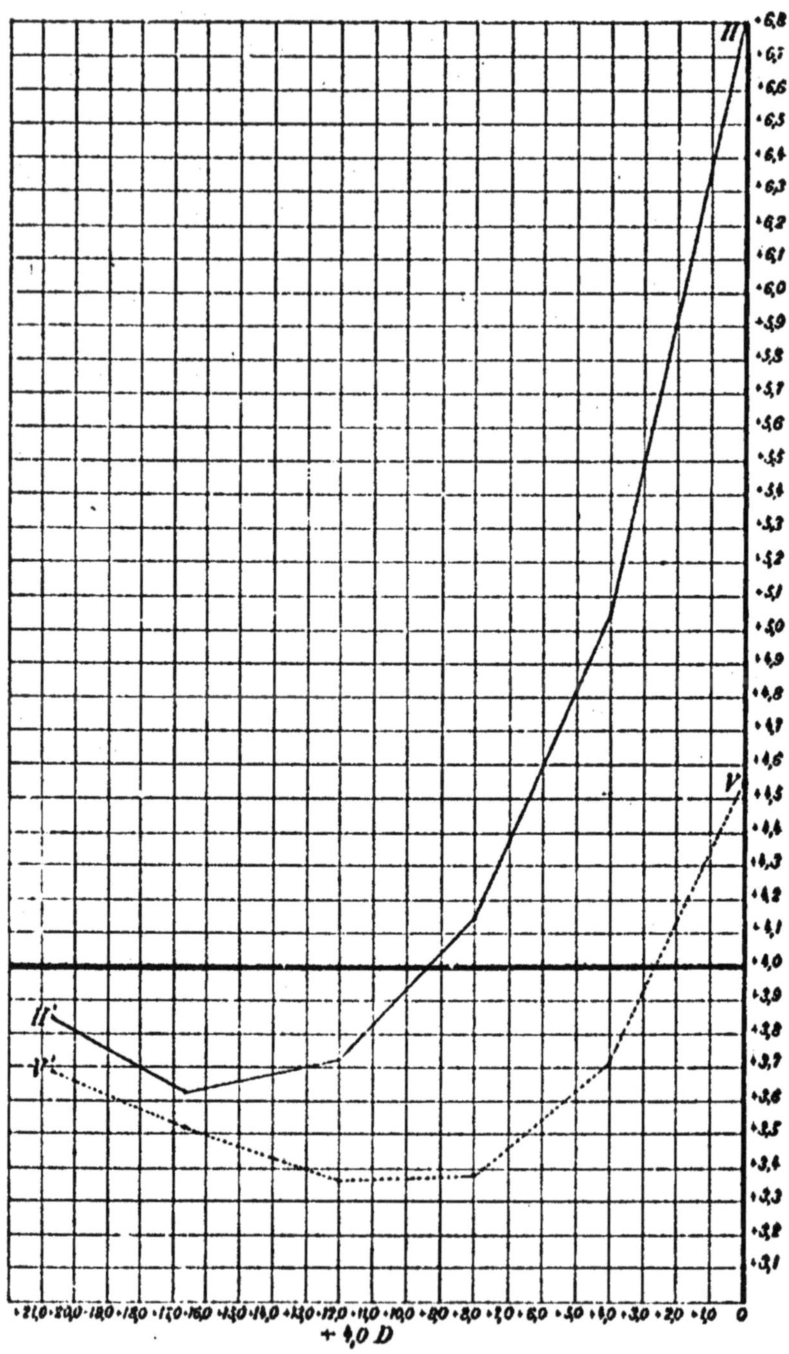

Fig. 13.

Le minimum d'astigmatisme correspond donc à un ménisque intermédiaire entre le n° 1 et le n° 2 de notre tableau III. Cela revient à dire que le verre convexe de 4Do le plus parfait, au point de vue périscopique, est représenté par un ménisque plus bombé que celui dont le centre de courbure de la surface antérieure, et moins bombé que celui dont le centre de courbure de la surface postérieure coïncide avec le centre de rotation de l'œil.

Je juge inutile d'effectuer les calculs analogues pour d'autres verres convexes et me crois en droit de généraliser immédiatement les résultats obtenus pour le verre + 4,0. Cela pour les raisons suivantes :

Lorsqu'on étudie les variations successives des courbes IIII' et VV', en partant des verres concaves les plus forts, pour arriver au verre — 12,0, où l'intersection des courbes commence, et pour parcourir, ensuite, la série des verres concaves de plus en plus faibles jusqu'au verre plan pour lequel les deux courbes se confondent évidemment avec l'axe des abscisses, on est frappé par la régularité absolue avec laquelle s'opère le déplacement des deux courbes.

Cette régularité et cette continuité persisteront donc forcément lorsqu'on poursuivra l'étude de ces courbes au delà du verre plan, c'est-à-dire dans la série des verres convexes.

De même que les courbes étaient constamment séparées dans la série des verres concaves très forts jusqu'au verre — 12,0 où elles ont commencé à s'intersecter, de même ces courbes seront, de nouveau, constamment séparées à partir du moment où elles auront cessé d'empiéter l'une sur l'autre, c'est-à-dire à partir du verre plan, c'est-à-dire dans la série des verres convexes.

Il est donc certain que le caractère général des tracés à établir pour les verres convexes ne variera plus ; nous pourrons même dire que les lois étudiées pour le verre convergent relativement faible de 4 dioptries s'appliquera encore d'une façon plus éclatante aux verres convexes plus forts.

C'est donc, en règle générale, que le ménisque le plus parfaitement périscopique occupera, pour tous les verres convergents, une place intermédiaire entre les deux ménisques qui, au point de vue de la concentricité de leurs surfaces avec le centre de rotation de l'œil, remplissent les mêmes conditions que les n°s 1 et 2 de notre tableau III.

Or il est évident que le ménisque dont la surface antérieure a son centre de courbure au centre de rotation oculaire, comme le n° 2 de ce tableau, aura pour tous les verres convergents le point +16,6... comme abscisse, tandis que l'abscisse du ménisque qui partage la particularité du n° 1 du tableau d'avoir la surface postérieure concentrique au centre de rotation oculaire se déplacera d'autant plus vers la gauche qu'il s'agira d'un verre convergent plus fort.

Il s'ensuit immédiatement que, pour aucun verre convergent le ménisque le plus parfait au point de vue périscopique ne pourra avoir une surface convexe antérieure moins réfringente que +16,6... et que pour les verres convexes plus forts la courbure de cette surface devra même être encore sensiblement plus accentuée. Il va de soi que, à cause même de l'aberration sphérique exagérée et pour les autres raisons plusieurs fois énumérées, des ménisques tellement bombés ne sont pas utilisables en pratique.

Quant aux ménisques convergents peu bombés, les seuls qu'on puisse employer comme verres de lunettes, ils ne rendent, pour ainsi dire, aucun service comme lentilles « périscopiques ». Cela résulte à l'évidence du trajet longtemps parallèle de la courbe des puissances réfringentes horizontales HH' *et de la courbe des puissances réfringentes verticales* VV' *de la figure* 13. *C'est donc juste le contraire des verres concaves où précisément les ménisques très peu bombés l'emportent de beaucoup au point de vue périscopique.*

Ce résultat de nos recherches nous paraît très intéressant ; car *il est fait pour renverser toutes les idées qui ont eu cours jusqu'à ce jour sur les verres périscopiques.* Car, jusqu'à maintenant, à peu près tout le monde était d'accord pour admettre que c'est précisément pour les verres convexes que la forme méniscoïde de la lentille se recommande lorsqu'on désire faire disparaître ou diminuer la déformation des images dans le regard excentrique (Voir par exemple NAGEL, *loc. cit.*, page 360, ou BULL, *loc. cit.*, page 21).

Juste le contraire est vrai. C'est précisément pour les lentilles divergentes qu'on a tout avantage à utiliser la forme méniscoïde en oculistique.

J'ai cherché à vérifier encore par la voie expérimentale la conclusion sus-énoncée qui découle déjà, d'une façon irréfutable, de nos recherches théoriques.

IV. — PARTIE EXPÉRIMENTALE.

Voici comment j'ai procédé dans mes expériences. Dans une chambre assez vaste et bien éclairée, du côté du nord, par deux grandes fenêtres, je plaçais la personne à examiner à une table très solide. Je la fis mordre à fond dans la couche de cire à cacheter chauffée qui enduisait les deux côtés d'une petite planchette fixée à la table, à hauteur voulue, à l'aide d'un support résistant.

L'œil droit, soumis à l'épreuve, se trouvait bien verticalement au-dessus du centre d'un cercle ayant un diamètre de $3^{m},50$.

Exactement en face de l'œil j'avais fixé une marque sur le cercle tracé par terre. Il y en avait deux autres, l'une à 25° à droite, l'autre à la même distance angulaire à gauche de la première marque.

Je posai ensuite devant les yeux de la personne en expérience une monture de lunettes d'essai bien ajustée. L'œil gauche fut caché par un disque opaque.

Puis je plaçai dans la monture, l'un après l'autre, les verres dont il s'agissait de vérifier l'action optique, en ayant bien soin qu'ils fussent bien centrés et que le sommet de leur surface antérieure fût à une distance de 16 à

17 millimètres du sommet cornéen. C'est à l'aide de la double règle de LANDOLT que je mesurais cette distance chaque fois aussi exactement que possible.

Je me servais comme tests des dix lettres de la série : D=3mo d'une échelle optométrique absolument neuve de SNELLEN. Ces lettres, je les avais découpées et collées sur de petites bandes de carton blanc pour mieux pouvoir les manier.

Ces lettres furent présentées à l'œil en expérience en variant leur ordre tout à fait au hasard et en les tenant bien à la hauteur de l'œil ainsi que, grâce à un fil à plomb, chaque fois bien verticalement au-dessus de l'une des 3 marques.

La personne à examiner devait indiquer les lettres présentées en les écrivant dans l'air. Si elle ne pouvait reconnaître une lettre, elle faisait de la main un signe convenu.

La tête restait donc complètement immobile sur la planchette dentaire.

C'est ainsi que je déterminais pour chaque verre à vérifier, et chaque fois pour les trois directions sus-indiquées du regard, le nombre de lettres parmi les 10 qui furent bien reconnues. Ce nombre, je l'enregistrais chaque fois dans le protocole.

Je ferai encore remarquer que ces expériences furent toujours entreprises par des journées bien claires et dans la matinée entre 10 heures et midi, donc dans des conditions d'éclairage aussi peu variables que possible.

J'ai répété les épreuves en question, pour la première personne examinée, à trois jours différents. Les résultats des trois expériences ayant été à peu près invariablement les mêmes, je me suis borné à soumettre la deuxième personne à une seule expérience.

Je vais maintenant relater, aussi brièvement que possible les détails des deux expériences.

I. — M. le Dr L. Viardot, âgé de 30 ans, possède à l'œil droit examiné une myopie de $4^{D}0$.

Ophtalmoscopiquement cet œil est normal sauf un petit croissant myopique, situé en dehors et en bas de la pupille.

Ophtalmométriquement et *subjectivement* l'œil en question est exempt d'astigmatisme. Il possède, sans verre, une acuité visuelle d'à peine 5/60. Avec —4,0 la vision monte à 5/5—5/4.

Le tableau IV ci-après résume d'une façon nette et

TABLEAU IV

a	*b*		*c*	*d*	
Nos	PUISSANCE RÉFRINGENTE de la		ABERRATION DE SPHÉRICITÉ RELATIVE dans le regard droit	NOMBRE DES LETTRES DE SN. 3,0 reconnues, en o/o	
	1 Surface ant.	2 Surface post.	$\frac{\varepsilon}{(h\,\Phi)^3}$	1 dans le regard droit	2 dans le regard dévié de 25°
1	— 2,0	— 2,0	10/3	60 o/o	35 o/o
2	+ 2,0	— 6,0	19 1/3	70	60
3	+ 4,0	— 8,0	34 1/3	60	39
4	+ 6,0	— 10,0	54	65	47,5
5	+ 8,0	— 12,0	78 1/3	60	52,5
6	+ 10,0	— 14,0	107 1/3	65	59

précise les résultats des expériences entreprises le 22, le

23 et le 31 décembre 1897, expériences pour lesquelles j'ai utilisé, en dehors du verre biconcave symétrique de 4Do, cinq ménisques de plus en plus bombés et d'une épaisseur négligeable dans l'axe optique (c'est-à-dire $d < 1$ millimètre) ([1]).

Je ferai remarquer, au sujet de ce tableau IV, aisément compréhensible, du reste, que j'ai calculé les valeurs de la colonne *c* à l'aide de la formule (1b) (voir page 24). Quant au nombre des lettres lues (colonne *d*), je l'ai exprimé en pour 100, pour rendre possible la comparaison immédiate des différentes valeurs.

Les chiffres de la colonne *d2* représentent les moyennes entre les valeurs obtenues pour le regard vers le côté temporal et celles trouvées pour le regard vers le côté nasal. C'est ainsi que j'ai cru le mieux pouvoir aller à l'encontre d'une objection qu'on aurait pu me faire si je n'avais pris cette précaution. Car si j'avais simplement comparé les valeurs correspondantes au regard primaire, avec celles constatées pour le regard dévié, soit à gauche, soit à droite, on aurait pu m'objecter que les différences qui se seraient manifestées pour les verres de différente forme eussent été peut-être dues à de petites différences involontaires dans le centrage des diverses lentilles. Grâce à la manière dont j'ai procédé, il n'y a plus à penser à cette explication-là.

En étudiant le tableau IV, on constate tout de suite que, pour le regard droit, l'acuité visuelle reste, à

([1]) Tous les verres employés dans les deux expériences que j'ai entreprises ont été ou fabriqués ou vérifiés avec le plus grand soin par M. Lemardeley, l'opticien-constructeur si justement réputé.

peu de chose près, invariable malgré la grande différence de la forme des différents verres et malgré les variations très considérables de l'aberration de sphéricité qui en dépendent.

Nous voyons en effet que l'aberration sphérique atteint, pour le verre n° 6, un chiffre 32 fois plus élevé que pour le verre n° 1. Malgré cela la vision dans le regard droit varie, pour tous ces verres, entre 60 pour 100 et 70 pour 100 et les degrés les plus élevés de l'acuité visuelle se trouvent justement avec des verres entachés d'une aberration de sphéricité plus forte.

Pour ces légères variations de la vision il s'agit donc évidemment de sources d'erreurs inévitables dans toutes les expériences *in vivo* (phénomènes de fatigue, etc.). On ne devra donc guère tenir compte de différences qui ne dépassent pas, en moyenne, 5 à 10 pour 100.

C'est pourquoi nous pourrons conclure que l'on peut donner à un verre divergent de 4Do une forme méniscoïde même très bombée, sans que *la vision dans le regard centré* en pâtisse sensiblement. C'est que notre pupille est évidemment un diaphragme suffisamment étroit pour neutraliser l'effet nuisible de l'aberration sphérique exagérée.

Quant à l'*acuité visuelle de l'œil dévié derrière le verre correcteur,* il ressort nettement de la colonne *d2* du tableau IV que, pour l'œil muni du verre biconcave symétrique, c'est-à-dire le n° 1 du tableau, elle n'est qu'environ moitié aussi bonne que celle de l'œil regardant droit à travers la même lentille, en admettant qu'il soit permis de mesurer directement le taux de l'acuité visuelle relative par le rapport du nombre des lettres reconnues au nombre des lettres présentées. Or, dans l'intérêt de l'interprétation pratique de nos expériences, on est, ce me semble, parfaitement autorisé de procéder de la sorte.

La même colonne *d2* nous apprend, en outre, que le ménisque n° 2 du tableau a la meilleure action périscopique puisque, muni de lui, l'œil a, à peu de choses près, la même acuité visuelle dans le regard excentrique que dans le regard droit.

On n'a qu'à se rapporter à la courbe de la figure 12 (voir page 62), pour constater que c'est là le même ménisque que la théorie nous imposait comme le verre périscopique le plus parfait de cette puissance réfringente.

C'est le ménisque le plus bombé (le n° 6 du tableau IV) qui vient immédiatement après le n° 2.

Cela encore est en parfait accord avec ce que le tableau II (voir pages 44-45) et les tracés de la figure 4 (voir page 48) nous ont enseigné.

Nous pouvons donc dire que *cette première expérience a pleinement confirmé nos conclusions théoriques antérieures.*

II. — M. H. Lepage, étudiant en médecine, âgé de 26 ans, a, à l'œil droit soumis à l'expérience, une myopie de 9 dioptries et porte depuis 2 ans constamment le verre concave de 9^Do.

Ophtalmoscopiquement cet œil est normal : il présente même à peine les traces d'un croissant myopique.

Ophtalmométriquement et *subjectivement* il n'y a point d'astigmatisme.

L'œil qui, sans verre, ne compte les doigts qu'à $2^m,50$, a avec -9^D0 une acuité visuelle de 5/4.

C'est donc un œil atteint de forte myopie qui se prête à notre genre d'expériences dans des conditions exceptionnellement favorables.

On trouve consignés dans le tableau V (ci-dessous) les résultats des épreuves subies par cet œil le 24 mars 1898.

Les colonnes *a-d* de cette table correspondent absolument aux colonnes analogues du tableau IV.

TABLEAU V

a	*b*		*c*	*d*	
	1	2		1	2
1	— 4,5	— 4,5	10/3	60 o/o	15 o/o
2	± 0	— 9,0	9	60	50
3	+ 2,5	— 11,5	14 1/6	70	25
4	+ 16,$\overline{6}$..	— 25,$\overline{6}$..	70 2/3	47	38

Nous voyons qu'ici aussi l'acuité visuelle de l'œil regardant droit devant lui est, à peu de chose près, la même pour les trois premiers verres. Ce n'est que lorsqu'on le corrige par le ménisque incommunément bombé, représenté par le n° 4 de la table, ménisque dont le centre de courbure de la surface antérieure coïncide avec le centre de rotation de l'œil, que sa vision baisse déjà considérablement dans la position primaire du regard.

C'est évidemment l'aberration de sphéricité exagérée qu'il faut incriminer à ce sujet.

Cette explication étonnera peut-être le lecteur au premier abord. Car le nombre 70 2/3, caractérisant dans la colonne *c* l'aberration sphérique relative de ce ménisque n° 4 du tableau V, est de beaucoup inférieur à la valeur correspondante, savoir 107 1/3, du ménisque n° 6 du tableau IV, ménisque qui n'avait point influencé l'acuité visuelle dans les conditions analogues ; il est même encore inférieur à celui du ménisque 5 de ce dernier tableau.

Mais cette contradiction n'est qu'apparente. Car les nombres en question ne font qu'exprimer les valeurs de l'aberration de sphéricité *relative*, c'est-à-dire des valeurs qui ne peuvent servir qu'à la comparaison de l'aberration dans la même série de verres, c'est-à-dire dans une série de verres d'égale puissance réfringente. Ils nous permettent de nous rendre compte du degré relatif de l'aberration de chaque verre de la même série et d'établir, pour ainsi dire, le coefficient d'aberration relatif de chacun de ces verres, en mettant comme unité la valeur 10/3 appartenant au verre biconcave (ou biconvexe) symétrique. Cette valeur de 10/3 est la même pour tous les verres bisphériques symétriques. Elle se retrouve donc aussi bien dans la première ligne du tableau IV que dans celle du tableau V.

Or nous avons vu plus haut (voir p. 23) que cette valeur de 10/3 représente le quotient $\zeta/(h\Phi)^3$, au dénominateur duquel la force réfringente de la lentille entre à la troisième puissance.

Il s'ensuit nécessairement que le diamètre ζ du cercle de diffusion dû à l'aberration de sphéricité du verre biconcave symétrique —9,0 devra être à celui du verre biconcave symétrique —4,0, comme 9^3 est à 4^3 : le premier de ces deux diamètres devra donc être $(9/4)^3$, c'est-à-dire, en nombre rond, 11 fois plus grand que le second, pour que la valeur du quotient $\zeta/(hb)^3$ reste la même (= 10/3) pour les deux verres en question.

Par conséquent le ménisque n° 4 du tableau V qui montre une aberration environ 21 fois plus forte que le verre n° 1 du même tableau, donnera lieu à la formation d'un cercle de diffusion dont le diamètre sera, en chiffre rond, 231 fois plus grand que celui du cercle de diffusion du verre n° 1 du tableau IV et 7 à 8 fois plus grand que celui du ménisque n° 6 de ce dernier tableau.

Étant donnée une pareille exagération de la valeur *absolue* de l'aberration de sphéricité, la diminution de l'acuité visuelle constatée déjà pour le regard droit à travers le ménisque 4 du tableau V n'a plus rien de surprenant.

Poussée à de tels extrêmes, l'aberration de sphéricité, restée sans influence manifeste sur la vue à travers les ménisques pas démesurément bombés, finit par devenir un obstacle sérieux à la netteté des images rétiniennes.

Quant à *la vision de l'œil dévié de 25° derrière le verre correcteur*, le tableau V nous apprend que, pour le verre biconcave ordinaire de 9D0, elle ne monte qu'à 1/4 de la vision constatée pour le regard droit et que le verre plan-concave, c'est-à-dire le n° 2 du tableau, représente le verre périscopique de beaucoup le plus parfait de cette série.

Or nous savons, d'après le tableau II et d'après les courbes des figures 7 et 12, que, à 0D25 près, le verre plan-concave correspond en effet à la lentille reconnue la plus avantageuse au point de vue périscopique.

M. Lepage qui — soit dit en passant — ignorait absolument, comme, du reste, aussi M. Viardot, les résultats de mes recherches théoriques et qui n'avait, par conséquent, aucune idée préconçue, était, de son côté, tout à fait enchanté de l'heureux effet de ces verres plan-concaves sur la netteté de la vue dans les directions latérales du regard. Il y a maintenant plusieurs mois qu'il les porte constamment et c'est surtout, pendant les dernières vacances, à la campagne qu'il a pu en apprécier les qualités indiscutables et la supériorité sur les verres biconcaves ordinaires dont il s'était servi auparavant.

Encore un dernier mot au sujet du tableau V.

Il sera facile au lecteur de se rendre compte qu'aussi pour les autres verres de ce tableau, c'est-à-dire pour les deux ménisques (nos 3 et 4 du tableau) il existe une parfaite concordance avec les résultats de nos recherches théoriques. Il n'aura, à cet effet, qu'à comparer les valeurs qui leur correspondent dans les rubriques *d* 1 et *d* 2, avec les tableaux et courbes respectifs, contenus dans le chapitre III.

CONCLUSIONS.

Nous pourrons donc terminer notre travail en résumant ses principales conclusions dans les propositions suivantes.

1° Contrairement à ce qui a été généralement admis jusqu'ici, c'est précisément POUR LES VERRES DIVERGENTS que les ménisques judicieusement choisis, respectivement les verres plan-sphériques, sont de beaucoup préférables aux verres bisphériques ordinaires.

Cela résulte non seulement de l'étude théorique, mais encore de la vérification expérimentale.

2° Pour les verres convergents, la forme méniscoïde n'offre aucun avantage sensible sur la forme biconvexe.

3° Il y aura donc lieu, à l'avenir, D'ÉVITER, AUTANT QUE POSSIBLE, LES VERRES BICONCAVES ORDINAIRES ET DE PRESCRIRE, à leur place, conformément aux données de la courbe de la figure 12, LES VERRES PÉRISCOPIQUES CORRESPONDANTS, affectant, soit la forme méniscoïde, soit la forme plan-concave ou biconcave asymétrique.

4° Étant donné que les verres les plus parfaits au point de vue périscopique sont, heureusement, peu « bombés », l'aberration de sphéricité qui leur est propre est loin d'atteindre un degré nuisible à la vision dans le regard droit, rien ne s'oppose donc à leur emploi courant en oculistique.

5° LA COURBE DE LA FIGURE 12 *devra donc dorénavant guider, d'une part, l'oculiste dans la prescription des verres périscopiques divergents, et, d'autre part, le fabricant de verres de lunettes dans leur fabrication.*

BIBLIOGRAPHIE

1. W.-H. Wollaston. — On an improvement in the form of spectacle glasses. *Philosophical Magazine,* 1803, t. XVII, p. 327-329.
2. W. Jones. — Observations on Dr. Wollaston's statements respecting an improvement in the form of spectacle glasses. *Philosophical Magazine,* 1804, t. XVIII, p. 65-71.
3. Nagel. — In traité de Graefe-Saemisch, t. VI, p. 301-302.
4. Landolt. — In traité de de Wecker et Landolt, t. III, 1887.
5. J. Gavarret. — Des images par réflexion et par réfraction. Paris, 1866, Germer Baillière, édit.
6. F.-C. Donders. — Die Anomalieen der Refraction und Accommodation. Wien, 1866, p. 115.
7. G.-J. Bull. — Lunettes et pince-nez. Paris, 1889, G. Masson, édit.
8. J. Hirschberg. — Einfuehrung in die Augenheilkunde. Leipzig, 1892, G. Thieme, édit.
9. A. Winkelmann. — Handbuch der Physik, t. II, 1re partie. Breslau, Ed. Trewendt, éd.
10. Tscherning. — Œuvres ophtalmologiques de Thomas Young. Copenhague, 1894, p. 94-95.
11. L. Hermann. — Ueber schiefen Durchgang von Strahlenbuendeln durch Linsen und ueber eine darauf bezuegliche Eigenschaft der Krystalllinse. Zurich, 1874, Orell, Fuessli et Cº, éd.

TABLE DES MATIÈRES

CHARTRES. — IMPRIMERIE DURAND, RUE FULBERT.

www.ingramcontent.com/pod-product-compliance
Ingram Content Group UK Ltd.
Pitfield, Milton Keynes, MK11 3LW, UK
UKHW020203200726
13856UKWH00003B/1164

9 782011 945396